朝日脳活ブックス

思いだしトレーニング

おとなの語彙力

朝日新聞出版

はじめに

――ことばの誤用をなくして、日本語を正しく使いこなそう！――

あなたは、日本語を正しく使っていますか。

この本を手にする方の多くは、普段から日本語を使って生活している人だと思います。「日本語のクイズぐらい朝飯前だ」と言われるかもしれませんね。では、その「朝飯前」って何でしょう。あなたは正確に答えることができますか。正解は「朝飯を食べる前の、ほんの少しの時間でできるくらい簡単なこと」です。

普段、何げなく使っていることばの意味や由来、正しい使い方をご存じでしょうか。実は、思い込みや当てずっぽうで「なんとなく」使ってしまっていることばの多いこと、多いこと。他人から指摘されて誤りに気づいたり、恥をかいたりしたこともあるかもしれませんね。

そんな皆さんにおすすめしたいのが、本書『思いだしトレーニング　おとなの語彙力』です。ことばの意味を問う問題をはじめ、敬語やカタカナことば、漢字の使い分け、慣用句の使い方、語源や方言にいたるまで、さまざまな問題をクイズ形式にして、日本語のおもしろいところをギュッと詰め込みました。

本書で使用したことばは、ほとんどが日常的に使われていることばです。正しい意味や使い方を改めて勉強して、あなたの語彙力をぐんとアップさせてください。

さあ、ページを開いて、正しい日本語を楽しみながら覚えましょう。

本書の使い方

問題は全5章あります。よく使われることばの意味から、正しいことばの使い方まで、全部で504問を用意しました。解答は、すべて問題の次のページに載せています。問題を解いたら、解答をチェックして自己採点をしてみましょう。

一度、間違って覚えてしまったことを正しく戻すのは、実は、なかなか難しいものです。かたくなってしまった頭をほぐすためにも、何度でも繰り返し読みましょう。そして、正しい日本語を軽々と使いこなせるようになってください。

では、早速チャレンジして、今のあなたの実力をチェックしてみましょう！

朝日脳活ブックス編集部

もくじ

第2章 迷わず使える日本語／初級編

全112問

第3章 間違いやすい日本語／中級編

全104問

第5章

日本語エキスパート／難問編

全88問

●クイズ問題について

ことばは常に変化し続けており、誤用がそのまま許容されているものも少なくありません。しかし、本書に掲載されている問題は、基本的には「本来の意味」「本来の使い方」をもとに出題しています。本書をきっかけに、ことばの大元を知っていただければと思います。

また、各章のタイトルに「日本語」と書いてありますが、今の日本で広く使用されており、一般的になっている漢語や外来語・カタカナ語なども、問題として収録しています。意外と知らないことばや、どちらの意味か区別のつかないことばなど、この機会に苦手なカタカナ語も楽しみながら覚えていただけたらと思います。

第１章

よく使う日本語／入門編

全104問

第1章は入門編です。日頃からよく使うことばを集めて、ことばの意味を問うもの、漢字の使い分け、カタカナ語、語源、敬語や慣用句の正しい使い方を載せています。まずは、ほんの手始めといったところです。気負わず、気楽に解きすすめていきましょう。

日本語実力レベル診断

何問正解できたか採点して、自分の実力をチェックしてみましょう。

85問正解：博士レベル

65問正解：秀才レベル

45問正解：一般人レベル

意味に合うことばとして正しいものを、A・Bから選んでください。

①
A　警視庁　B　警察庁

東京都に設置されている、東京都を管轄する警察の本部。

②
A　国宝　B　重要文化財

日本の文化財保護法によって国が指定した、日本に所在する有形文化財全般。

③
A　弓手《ゆんで》　B　馬手《めて》

左のほう。左の手のこと。

④
A　口を出す　B　顎《あご》を出す

疲れてしまって、気力がなくなること。

⑤
A　床をのべる　B　床をあげる

布団を敷くこと。

⑥
A　消費期限　B　賞味期限

製造後数日で、衛生上の問題が生ずる可能性がある食品に表示するもの。

⑦
A　留置場　B　拘置所《こうちしょ》

被疑者や被告人などが、刑が確定するまで収容される施設。

⑧
A　特別国会　B　臨時国会

必要に応じ、いずれかの議院で総議員の4分の1以上の要求で召集される国会。

①
A　警視庁
「警察庁」は、警察行政を統括する中央機関で、国家公安委員会の下に置かれている。道府県の警察本部は、警察庁の傘下ではない。

②
B　重要文化財
「国宝」は、重要文化財のうち、特に文化史的価値があるとみなして、国が指定し、保護・管理するもの。

③
A　弓手
「弓手」は、弓を持つ手が左手であることから、左手の意味。「馬手」は、馬の手綱を取る手で、右手のこと。

④
B　顎を出す
「顎を出す」は、疲れて顎が前に出てしまうことから。「口を出す」は、他人の会話に割り込んでものを言うこと。

⑤
A　床をのべる
「床をあげる」は、布団などの寝具を片付けること。また特に、病気がよくなって寝具を片付けることをいう。

⑥
A　消費期限
「賞味期限」は、定められた方法で保存した場合、品質の保持が十分に可能であると認められる期限。

⑦
B　拘置所
「留置場」は都道府県警察にあり、警察官に逮捕された者が、逃走および罪証隠滅の防止のため、留め置かれる施設のこと。

⑧
B　臨時国会
「特別国会」は、衆議院総選挙の後、30日以内に召集される国会のことで、内閣総辞職、首班指名が行われる。

意味に合うことばとして正しいものを、A・Bから選んでください。

①　A　降水量　　B　降雨量

雨や雪、雹《ひょう》、霰《あられ》などが降り、地表に達した際の総量のこと。

②　A　横領　　B　詐欺《さぎ》

他人をだまして、金品を奪ったり損害を与えたりする行為。

③　A　安楽死　　B　尊厳死

助かる見込みがない人を苦痛から解放するため、本人の意思で、延命措置をやめること。

④　A　素足　　B　裸足

靴下も靴も履かずに、足の肌をむき出しにすること。

⑤　A　公示地価　　B　路線価

国土交通省が3月に官報で発表する、毎年1月1日時点の全国の地価。

⑥　A　天気　　B　天候

比較的短期間の、大気の総合的な状態。空模様。

⑦　A　省略　　B　割愛

わかりやすくするために、不要と思われるものを取り除くこと。

⑧　A　ベランダ　　B　バルコニー

屋根がついていて、家屋の外側に張り出した縁側。

① A 降水量

雪などを含む場合は「降水量」。「降雨量」は、降水量のなかで、雨だけのものについていう。

② B 詐欺

「横領」は、他人や公共の財産を、不法に横取りすること。「詐欺」には、だますという行為が含まれる。

③ B 尊厳死

「安楽死」も同じような意味だが、事前に、本人の意思であることを、確認するかどうかの違いがある。

④ B 裸足

「素足」は、靴下や足袋を履かずに、靴などを履いている状態をさす。「裸足」は何も履かずに外に出ている状態。

⑤ A 公示地価

「公示地価」は土地の取引価格の指標となるもので、国土交通省が公示する。「路線価」は国税庁が発表し、課税計算に用いられる。

⑥ B 天候

「天気」は、ある地点、ある時刻の大気の状態をさす。気温、湿度、降水、風向、気圧など、気象要素を含む。

⑦ A 省略

「割愛」は、惜しいと思いながら、思い切って捨てたり、手放したりすること。愛着の気持ちがあるか否かが重要。

⑧ A ベランダ

「バルコニー」は、2階以上にあって室外に張り出しているが、屋根がついていないものをさす。

ことばの意味として正しいものを、A・B・C・Dから選んでください。

①　忖度《そんたく》
A　わがままなこと
B　他人の心をおしはかる
C　真っ先に行動する
D　他人を応援する

②　月並み
A　月ごとに契約する
B　月々、支払う
C　平凡なこと
D　月が出ること

③　話のさわり
A　話を熱心に聞く
B　文章を書く
C　話や文章の出だし
D　話や文章の要点

④　暮れなずむ
A　暮れそうで、暮れない
B　すっかり暮れた
C　暮れそうな時間
D　まだまだ明るい

⑤　潮時
A　限界
B　ちょうどいい時期
C　物事の終わり
D　辞めること

⑥　青二才
A　経験が浅い、男女
B　経験が浅い、若い男
C　経験豊富な、若い男
D　経験豊富な、男女

⑦　爪に火をともす
A　贅沢な暮らし
B　質素な暮らし
C　貧乏というほどではない
D　非常に貧しい暮らし

⑧　忸怩《じくじ》
A　深く恥じ入ること
B　いらいらすること
C　憤慨すること
D　おかしくてたまらない

①B
いわゆる「森友・加計」問題で、流行語として広く知れ渡った言葉。上位の者に対して、その意向を推し量る意味で用いられる。

②C
もともとは、俳句の定例会のこと。その様子を正岡子規《まさおかしき》が月並調《つきなみちょう》として嫌ったことから、ついた言葉。ありきたりで新しくないこと。

③D
元々は、義太夫節《ぎだゆうぶし》の聞かせどころをいう。それが転じて、話や文章などの要点をさすようになった。

④A
暮れそうで暮れないころのこと。「すっかり暮れなずんだ」などと言うのは間違い。「なずむ」は、なかなか進まないさまをいう。

⑤B
物事を始めたり終えたりするのに、ちょうどいい時期をいう。本来、引き際や終わり時のみに使うことばではない。

⑥B
「青」は前髪を剃ったあとが青いことから、若い男のこと。「二才」はボラなどの幼魚のこと。「青二才」は若い男をののしる言葉。

⑦D
ろうそくの代わりに爪に火をともすほど、貧しいという意味。ひどくケチなことのたとえにも使う。

⑧A
「忸怩たる思い」というように使う。非常に恥ずかしく思うという意味。間違って使うと、さらに恥の上塗りということも……。

ことばの意味として正しいものを、A・B・C・Dから選んでください。

①贅《ぜい》を極める

A 他人にごちそうする
B 極めて慎ましく暮らす
C 贅沢の限りを尽くす
D 贅沢をして貧乏になる

②にやける

A 薄笑いを浮かべる
B 男性が、なよなよする
C 荷物が重すぎる
D 荷物でいっぱいになる

③たおやか

A 動きがしなやかなこと
B 果実が十分に実ること
C 高らかに歌うさま
D 物がゆらゆら揺れること

④やさぐれる

A 非行に走ること
B 仲たがいすること
C すっかり日が暮れること
D 家出すること

⑤穿《うが》った見方

A 何事も疑ってかかる
B 物事の本質を捉える
C 最初から信用しない
D すべてを鵜呑みにする

⑥悪びれる

A 恥ずかしがる
B 偉そうな態度をとる
C 堂々としている
D 悪いことを考える

⑦煮詰まる

A まだまだ議論が続く状態
B 結論が出そうにもない状態
C 行き詰まってしまった状態
D 結論が出そうな状態

⑧なしくずし

A さっさと終わらせること
B 物事をうやむやにすること
C 物事を少しずつ済ませること
D なしの実を取ること

① C
考えられる限り、できる限りの贅沢をすること。「贅を極めた建築」「贅を極めた衣装」など。
② B
男性の様子を表すことばだが、薄笑いを浮かべることだと勘違いしている人が多い。漢字では、「若気る」と書く。
③ A
姿や形がすっきりして、動きがしなやかな様子をいう。また、しとやかで上品なさま。「たおやかな身のこなし」。
④ D
「やさぐれ」の「やさ」は「鞘《さや》」の反転。元は、鞘から飛び出た刀を意味した。そこから、家出する意味に使われた。
⑤ B
「穿つ」は、穴を掘るという意味。つまり、深く掘り下げて、ものの本質を見るということ。疑う意味には使わない。
⑥ A
「悪びれる」は、悪いと思って恥ずかしがること。「悪びれる様子もなく」と言えば、反省の色もなくという意味になる。
⑦ D
「煮詰まる」は煮えて水分がなくなること。転じて、議論や意見が出つくして結論が出そうな状態のこと。Cの意味で誤用する人が多い。
⑧ C
元々は、借金を少しずつ返済するという意味。こつこつと片付けていくという意味に使われる。漢字では「済し崩し」と書く。

ことばの使い分けの問題です。□に当てはまる漢字を入れてください。

①カイトウ
アンケート用紙に□□する。

②ノゾむ
海に□んだホテルに泊まる。

③ツトめる
一般企業に□めています。

④ジャッカン
□□名の募集をかける。

⑤トく
地動説を□く。

⑥カイコ
従業員に□□を言い渡す。

⑦セイサン
不倫の関係を□□する。

⑧コえる
人口が一億人を□えた。

① **回答**

「回答」は、質問や要求などに答えること。「解答」は、問題を解いて答えを出す場合に使う。

② **臨む**

目の前にある場合は「臨む」を使う。遠くに眺めるという意味ならば「望む」。「富士山を望む展望台」。

③ **勤める**

「勤める」は、仕事に就く・勤務する。「努める」は、力を尽くす・努力する。「務める」は、役目を受け持つという意味。

④ **若干**

「若干」は、いくらか、少しばかりの意味。「若干名」は、多少程度。「弱冠」は、数え年二十歳の男子のことをさす。

⑤ **説く**

道すじを明らかにして述べるのが「説く」。問題や疑問に答えを出すのが「解く」。液体に混ぜ合わせるのが「溶く」。

⑥ **解雇**

「解雇」は、使用者が一方的に雇用契約を解消すること。クビ。「回顧」は、過去を思い起こすこと。「幼少期を回顧する」。

⑦ **清算**

「清算」は、関係にけじめをつけるという意味。「精算」は、料金の過不足を計算するときなどに使う。

⑧ **超える**

向こう側へ行くとか、日時が過ぎる場合は「越える」。数値を上回ったり、さらに先へ進む場合は「超える」を使う。

ことばの使い分けの問題です。□に当てはまる漢字を入れてください。

① ナオす
病気を□すことに専念してください。

② ハナ
彼には、スターとしての□がある。

③ コウエン
著名な作家の□□を聞きにいく。

④ エイセイ
月は、地球の□□だ。

⑤ ヤブれる
残念だが、決勝戦で□れてしまった。

⑥ ハジめ
6月の□めに結婚式をする。

⑦ シュギョウ
一流のシェフになるため□□を積む。

⑧ カイテイ
提出した書類に誤りがあったため、□□いたしました。

① 治す
「治す」は、病気や怪我《けが》をなくし健康にすること。「直す」は、元の正しい状態に改める、また修復すること。
② 華
「華」は、美しくて華やかな様子を表すのに用いる。「花」は、植物がもっている器官に対して使う。
③ 講演
「講演」は、聴衆に向け、あるテーマで話をすること。「公演」は、観客の前で演劇・音楽などを演じること。
④ 衛星
「衛星」は、惑星の周りを公転する天体のこと。「衛生」は、健康を維持して、病気にかからないように努めること。
⑤ 敗れる
「敗れる」は、試合や争いなどで相手に負けること。「破れる」は、紙や布などが裂けたりすること。
⑥ 初め
「初め」は、ある期間の早い段階や、物事の最初という意味。「始め」は、物事の開始や起こりを表す。
⑦ 修業
「修業」は、学問や技芸、生業などを習い身につけること。「修行」は、仏教で悟りを開くために精神を鍛える行いのこと。
⑧ 改訂
「改訂」は、文章の内容や表現を改め正しくすること。「改定」は規則や制度を改めて新たに定めること。

□に適当な漢字を入れて、語源を完成させてください。

①
大見得を切る
□□□で見得と呼ばれる決めポーズを、大きなふりで決めることから。
※漢字3文字で

②
おまけ
ものを売る側が、客と□□の交渉をして、「負ける」ことから。
※漢字2文字で

③
すっぱ抜く
戦国時代、武家に仕えた□□のことを「すっぱ」といった。□□が情報を明るみに出すことを意味する。
※漢字2文字で

④
三面記事
4ページ立ての新聞が多かったころ、1・2面は政治経済、3面には□□面の記事をのせたから。
※漢字2文字で

① 歌舞伎

「大見得を切る」は、歌舞伎でことさらに大げさな表情・動作をすること。また、自信があることを強調したり、できもしないことをできるように言ったりすること。

② 値段（価格）

おまけは、ものの値段を安くしたり、量を増やしたり、景品をつけたりすること。客と値段の駆け引きで、「負ける」ところから、おまけというようになった。漢字で「御負け」と書く。

③ 忍者

「すっぱ抜く」は、「すっぱ」とよばれた忍者がひそかに行動し、手にした情報を明るみに出すことをいう。そこから、出し抜いて暴くことを「すっぱ抜く」というようになった。

④ 社会

「三面記事」は、社会面の記事のこと。日本の新聞の形態が整いだした明治時代から使われている。殺人、ゴシップ、スキャンダルなど、雑多な市井《しせい》の記事は、第3面に収められた。

□に適当な漢字を入れて、語源を完成させてください。

①
折り紙つき

折り紙は、公文書などに使われた半分に折った紙。のちに、美術品や刀剣の□□□にも使われたことから。

※漢字3文字で

②
冷たい

指先で触れた物の温度が低く、□が痛いと感じたことから。「□痛し」が変化した。

※漢字1文字で

③
おかあさん

□□での呼び名「お方様《かたさま》」が、「かたさま」「かかさま」などと変化して、現在の形になった。

※漢字2文字で

④
皮切り

一番初めにすえる、□のこと。最初の□は、皮が切られるような痛みを感じることから。

※漢字1文字で

①

鑑定書

「折り紙つき」は、確かなものであると保証されること。江戸時代、美術品や刀剣の鑑定書に使われるようになると、「折り紙つき」のものは信用できるもの、という意味になった。

②

爪

触れると冷ややかな感じがすることを「冷たい」というが、元々は、触れたときに爪が痛くなるほど温度が低いことをいった。「爪痛し」が「冷たし」に変化したことば。

③

武家

「おかあさん」は、母親の敬称。「おかあさま」「かあさん」とも。武家で母親や妻を「お方様」と呼んでいた時代、夫が妻を「かたさま」と言ったのが始まりとされている。

④

灸

「皮切り」は、物事のし始め、手始めを意味する。最初にする灸が、特別熱くて痛いことから、こう呼ばれた。何事も最初は困難だという「皮切りの一灸」ということわざもある。

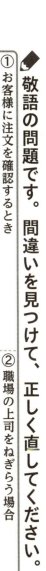

敬語の問題です。間違いを見つけて、正しく直してください。

①お客様に注文を確認するとき
ご注文は～で、よろしかったでしょうか？

②職場の上司をねぎらう場合
今日は、ご苦労様でした。

③相手に、どちらにするか聞くとき
○○様は、どちらにいたしますか？

④取引先との面談中に、資料を見てくれたかを聞くとき
先日の資料は、ご覧になられましたか？

⑤お客様が来たことを伝える場合
株式会社○○の△△様が参りました。

⑥お客様の名前が聞き取れず、もう一度聞くとき
もう一度、お名前を頂戴してよろしいですか？

⑦上司に、本を読んだかどうか聞くとき
部長、この本、拝見しましたか？

⑧相手に、送ることを伝えるとき
ご自宅まで、送らさせていただきます。

①
ご注文は～で、よろしいでしょうか？
現在、進行中のことなので、過去形にする必要はまったくない。

②
今日は、お疲れ様でした。
「ご苦労様」というのは、同等や目下の者に対して使う言葉。目上の方には使わない。

③
○○様は、どちらになさいますか？
「いたす」は「～する」の丁寧語。この場合は相手が主語なので、尊敬語を使うこと。

④
先日の資料は、ご覧になりましたか？
「ご覧」だけで、敬語になっている。「なられる」をつけるのは過剰な敬語といえる。

⑤
株式会社○○の△△様がいらっしゃいました。
「参る」は、謙譲語。お客様に対しては、尊敬語を使うこと。

⑥
もう一度、お名前を伺ってもよろしいですか？
「頂戴《ちょうだい》する」は「もらう」の謙譲語。名前は名刺とは違う。もらうものではない。

⑦
部長、この本、ご覧になりましたか？
「拝見する」は、謙譲語。社内での会話であれば、上司には尊敬語を使おう。

⑧
ご自宅まで、送らせていただきます。
「さ入れことば」といわれる余計な言い回し。「送らせていただきます」で十分だ。

敬語の問題です。間違いを見つけて、正しく直してください。

①お客様に食べ物をすすめるとき

どうぞ、お召し上がりください。

②社長から預かった資料を課長に渡すとき

社長から、こちらの資料を預かりました。

③自分の会社で説明する旨を伝えるとき

詳しい説明は拙社にて行います。

④上司がすすめた映画を自分も見たとき

先日、お話しになられていた映画、私も見ました。

⑤相手に、いつごろ戻るか聞くとき

いつごろ、お戻りになられますか？

⑥帰国した先輩に聞くとき

いつ、日本に帰ってきたのですか？

⑦足下の注意を促すとき

段差がありますので、ご注意してください。

⑧上司に、自分の経験を話すとき

祖母に連れていっていただきました。

①

どうぞ、召し上がってください。

「お」＋「召し上がる」は、二重敬語になっている。

②

社長から、こちらの資料をことづかりました。

「預かりました」は自分が主体。謙譲語が使われていないので不適切。

③

詳しいご説明は小社にて行います。

「弊社」でもよい。個人の場合には「拙宅」などが使われるが、会社の場合、「拙」は使われない。

④

先日、お話しになっていた映画、私も見ました。

「お話しになられる」は間違った使い方。「なられる」は「なる」の尊敬語。

⑤

いつごろ、お戻りになりますか？

④と同様に、「お戻りになられる」は二重敬語となり、間違った使い方。気をつけよう。

⑥

いつ、日本に帰ってこられたのですか？

例文には、先輩に対する敬語がまったく使われていない。

⑦

段差がありますので、ご注意ください。

動作のある漢語「注意」に「ご」のついた形。この場合は「ご注意ください」となる。

⑧

祖母に連れていってもらいました。

身内に対して敬語を使うのは間違い。「いただく」は「する」の謙譲語。

ことばの使い方として正しいものを、A・Bから選んでください。

①
A　目鼻が利く
B　目端《めはし》が利く

②
A　念頭に置く
B　念頭に入れる

③
A　ついに、汚名返上だ
B　ついに、汚名挽回だ

④
A　どうにも間が持たない
B　どうにも間が持てない

⑤
A　白羽の矢が立った
B　白羽の矢が当たった

⑥
A　足元をすくわれた
B　足をすくわれた

⑦
A　押しも押されぬ
B　押しも押されもせぬ

⑧
A　上には上がいる
B　上には上がある

① B 目端が利く

「目端」は、場合を見計らう気転のこと。つまり、気転が利くこと。「目鼻」は「付く」。

③ A 汚名返上

新たな成果をあげて、悪い評判をなくすこと。挽回するのは、汚名ではなく「名誉」。

⑤ A 白羽の矢が立った

本来は、犠牲者として選び出されること。一般には、多くの中から選ばれることをいう。

⑦ B 押しも押されもせぬ

どこへ出してもびくともしない、堂々としたさま。「押しも押されぬ」は誤った言い方。

② A 念頭に置く

いつも覚えていて、気にかけること。「〜に入れる」は「考えに入れる」との混同で誤り。

④ B 間が持てない

することがなくて、時間を持て余す意味に使う。「間が持たない」は本来の言い方ではない。

⑥ B 足をすくわれた

すきをつき、卑劣なやり方で失敗させられること。「足元を〜」は誤用なので注意しよう。

⑧ B 上には上がある

これが最高だと思っていても、さらに優れたものがあるということ。本来、「〜いる」とはしない。

ことばの使い方として正しいものを、A・Bから選んでください。

①
A　寸暇を惜しまず
B　寸暇を惜しんで

②
A　愛嬌《あいきょう》を振りまく
B　愛想を振りまく

③
A　食指が動く
B　食指をそそられる

④
A　目覚めが悪い
B　寝覚めが悪い

⑤
A　溜飲《りゅういん》を晴らす
B　溜飲を下げる

⑥
A　熱にうなされる
B　熱にうかされる

⑦
A　石にかじりついてでも
B　石にしがみついてでも

⑧
A　心血を注ぐ
B　心血を傾ける

①
B　寸暇を惜しんで

わずかの時間も惜しみ、何かに没頭すること。「寸暇」は「少しの時間」という意味。

②
A　愛嬌を振りまく

だれにでもにこやかな態度をとること。愛想は「よくする」もの。

③
A　食指が動く

食欲が起こること、物事に興味・関心をもつこと。「そそられる」ものは食欲。

④
B　寝覚めが悪い

過去にした行為を思い出し、良心がとがめること。「目覚め」を使うのは誤り。

⑤
B　溜飲を下げる

胸をすっきりさせること。「～を晴らす」は「鬱憤《うっぷん》を晴らす」との混同で誤り。

⑥
B　熱にうかされる

高熱のためうわごとを言うこと。また、前後を忘れ夢中になること。「～うなされる」は誤用。

⑦
A　石にかじりついてでも

どんな苦労をしても耐えてという意味。「～にしがみついてでも」は誤用なので注意しよう。

⑧
A　心血を注ぐ

全身全霊を尽くして物事を行うこと。「～を傾ける」は「全力を傾ける」との混同で誤り。

ことばの使い方として正しいものを、A・Bから選んでください。

①
A　明るみに出る
B　明るみになる

②
A　後足《あとあし》で砂をかける
B　後ろ足で砂をかける

③
A　怒り心頭に達する
B　怒り心頭に発する

④
A　的を得る
B　的を射る

⑤
A　時期尚早
B　時期早尚

⑥
A　焼けぼっくいに火がつく
B　焼けぼっくりに火がつく

⑦
A　口を濁す
B　言葉を濁す

⑧
A　存亡の危機
B　存亡の機

①
A　明るみに出る
隠していた事実が世間に広まること。「～になる」は「明らかになる」との混同で誤り。

②
A　後足《あとあし》で砂をかける
世話になった人を裏切るばかりか、去り際にさらに迷惑をかけること。

③
B　怒り心頭に発する
激しく怒ること。「～に達する」は「我慢の限界に達する」との混同で誤り。

④
B　的を射る
的確に要点をつかむこと。「～を得る」は「当を得る」との混同で誤り。

⑤
A　時期尚早
あることを行うにはまだ早すぎるという意味。「～早尚」とは言わないので注意。

⑥
A　焼けぼっくいに火がつく
一度関係があった者同士は、縁が切れてもよりを戻しやすいという意味。言い間違いに注意。

⑦
B　言葉を濁す
曖昧《あいまい》に言うこと。「口を慎む」など、口と言葉どちらも使える慣用句があるが、Aの場合は誤り。

⑧
B　存亡の機
存続するか滅亡するかの分かれ目となる重大な時。本来「～の危機」は間違いなので注意しよう。

ことばの意味として正しいものを、A・Bから選んでください。

① **インターネット**

A　ウェブサイトの入り口になる、最初のページのこと。

B　世界中に存在するネットワークを接続した、コンピューター・ネットワークのこと。

② **アーカイブ**

A　個人や組織が作成したデータを、保存、活用し、記録として残しておくこと。

B　文書や書類のこと。パソコン上で作成したデータそのものをさすことが多い。

③ **リーダーシップ**

A　指導者として、ふさわしい素質。統率力や指導力のこと。

B　協力関係のこと。複数の個人や法人が共同で出資、経営を行う組織をさす。

④ **テーマ**

A　概念のこと。また、実現に向けて組み立てられた物事の方向性や思想。

B　主題のこと。行動や創作の基になる考え方をいう。

①

B

光ファイバーや無線など、幅広い通信技術が生んだ、グローバル・ネットワーク。情報通信技術の総称でもある。インターネットのおかげで、手軽に誰とでもつながる社会になった。Aは、「ホームページ」。ウェブサイト上のトップページのことで、HPと表記されることもある。

②

A

日本では、書庫や保存記録と訳されることが多いが、元々は、公文書を意味する言葉。複数形の「アーカイブズ」は、データを保管する施設の意味で使われる場合が多い。Bは、「ドキュメント」。元々は、記録や資料としての文書という意味で使われていた。

③

A

組織やチームで行動する際に欠かせないのが、リーダーシップといえる。リーダーとメンバーが一つになったとき、大きな力を発揮する。目的と信頼が相互に必要とされる。Bは、「パートナーシップ」。協力関係のことで、英米で認められている共同企業形態の一つ。

④

B

談話や文章、研究などの中心となる問題を、一般に「テーマ」という。元々は、ドイツ語。「会議のテーマ」「映画のテーマ曲」「卒業論文のテーマ」など、さまざまに使われる。Aは、「コンセプト」。企画や広告などで、全体を貫く視点や考え方などについていう。

ことばの意味として正しいものを、Ａ・Ｂから選んでください。

①
キャンペーン

Ａ　ある目的のもとで、主張や宣伝のために組織が社会や大衆に訴える活動。

Ｂ　インターネット上の無料サービスによって利益を得る方法の一つ。収益化。

②
グローバリゼーション

Ａ　国家の枠組みを超え、地球全体を一つの共同体として捉える思想。地球主義。

Ｂ　物事の規模が国境を超え、地球全体に広がり変化を引き起こす現象。

③
リサイクル

Ａ　資源の有効活用のため、廃品やエネルギー資源などを再生し、再利用すること。

Ｂ　使用済みの容器を消毒・洗浄し、そのままの形で何度も使うこと。再使用。

④
コンセンサス

Ａ　他人の意見や言動、提案が良いものだと考え、それに賛同すること。

Ｂ　多数決ではなく、その場にいる全員から反対意見が一切出ないこと。

①

A

本来は選挙活動などの政治的な運動を意味していた言葉だが、現在ではマーケティングにおける広告や宣伝、販売促進のシーンで多く使われるようになった。Bは、「マネタイズ」。インターネット上に無料サービスを提供し、広告やゲームの課金などで収益を上げること。

②

B

グローバリゼーションの事例として、多国籍企業の世界的な展開や、発展途上国が他国の文化や産業などを自国の発展に取り入れる動きなどが挙げられる。Aは「グローバリズム」。地球的問題を人類の協力で解決しようという考え方。日本では混同されて使われることが多い。

③

A

廃棄物や不用物を回収して再生し、再資源化、再利用すること。Bは、「リユース」という。ごみの量を減らすリデュース（Reduce）、再使用のリユース（Reuse）、再資源化のリサイクル（Recycle）の頭文字をとった「3R」は、環境配慮に関するキーワードだ。

④

B

「コンセンサスを取る」とは、近年ビジネスの場で多用される言葉の一つ。複数の人の合意や意見の合致を意味する。会議の場では全会一致をさす。Aは、「アグリーメント」。賛成や同意する人が複数人ではなく一人である場合は、こちらを使用することがある。

第２章

迷わず使える日本語／初級編

全112問

第2章は初級編。まだまだ朝飯前でしょうか。いずれも日頃からよく目にすることばばかりですが、使い分けを説明するのは、案外難しいと思います。ここでは、方言の問題もいくつか加えてみました。さあ、何問解けるかチャレンジしてみましょう。

日本語実力レベル診断

何問正解できたか採点して、自分の実力をチェックしてみましょう。

100問正解：博士レベル

75問正解：秀才レベル

50問正解：一般人レベル

意味に合うことばとして正しいものを、A・Bから選んでください。

①
A　国立公園　B　国定公園
国を代表する景勝地で、国が設定・保護・管理する公園のこと。

②
A　埴輪《はにわ》　B　土偶
縄文時代に作られた、素焼きの土製人形。呪術的・宗教的な意味を持つとされている。

③
A　原料　B　材料
物を製造するときその元となるもので、普通、その製品に原形をとどめていない。

④
A　元日　B　元旦
一年の最初の朝のこと。

⑤
A　青田買い　B　青田刈り
まだ稲が実っておらず、青々としているうちに刈ってしまうこと。

⑥
A　足　B　脚
くるぶしから先の部分。足先のこと。

⑦
A　目くばり　B　目くばせ
視線を送ったり、まばたきをしたりして、合図をすること。

⑧
A　肉まん　B　豚まん
調理した豚肉を、小麦粉の生地で包んで蒸した饅頭のこと。関西での呼び名。

①
A　国立公園

「国定公園」は、国立公園に準ずる景勝地で、所在する都道府県が管理している公園のこと。どちらも、環境大臣が指定する。

②
B　土偶

縄文時代の「土偶」に対し、「埴輪」は、古墳時代に古墳の上や周囲に並べた素焼きの土製品。人や動物のほか、武器や日用品も作られている。

③
A　原料

「材料」も、物を製造するときの元になる物だが、建築材料や料理の材料など、原形をとどめる場合に使う。

④
B　元旦

「元日」は、一年の始まりの日、1月1日のこと。「元旦」の「旦」は、日の出のことで朝を意味する。

⑤
B　青田刈り

「青田買い」は、稲の収穫前にその量を見越して先買いすることだが、転じて、卒業予定の学生を早々と内定することに使われる。

⑥
A　足

「脚」は、ひざから先の部分、あし全体をさす言葉。英語ならば、「足＝foot」「脚＝leg」の違い。

⑦
B　目くばせ

「目くばり」は、注意をして目を行き届かせること。「目くばせ」は、まばたきを「目食わせ」と言っていたのが変化したもの。

⑧
B　豚まん

「豚まん」は、関西地域での呼び名。関西で「肉」と言えば牛肉をさす。「肉まん」は、関西以外での呼び名。

意味に合うことばとして正しいものを、A・Bから選んでください。

①
A　一生懸命　B　一所懸命

中世のころ、武士が一つの領地を命がけで守り、生活の頼みとすること。

②
A　もみじ　B　かえで

秋に、草木が黄色や赤色に変わること。それを表す動詞が変化した言葉。

③
A　ピラフ　B　チャーハン

炊いた米を、玉子・肉・魚介類・野菜などといっしょに炒めた料理。

④
A　祝日　B　祝祭日

法律によって、「国民の祝日」に定められた日のこと。

⑤
A　てんてこ舞い　B　きりきり舞い

忙しくて慌ただしいこと。太鼓の音に合わせて舞ったことからついた呼び名。

⑥
A　熱射病　B　熱中症

高温な環境の下にさらされて起こる、けいれん・脱水・失神などの障害。

⑦
A　製作　B　制作

特に、芸術作品・映画・演劇・放送などを作ること。その活動全般をさす。

⑧
A　ハイキング　B　ピクニック

山野や海辺など、自然を楽しみつつ、歩くこと。

①　B　一所懸命

現在では、どちらも「命を懸けて物事にあたる」という意味に使われるが、元々は「一所懸命」を使っていた。

②　A　もみじ

動詞の「もみず」が変化して名詞の「もみじ」になった。「かえで」は「かえるで」が変化したことば。植物学的に違いはない。

③　B　チャーハン

「チャーハン」は、元々は中国料理。「ピラフ」は、中近東発祥の料理で、生米とほかの材料を炒めてから炊く、炊き込みご飯。

④　A　祝日

「祝祭日」は、皇室祭祀《さいし》が行われた時代の名残で、「国民の祝日に関する法律」で廃止になったもの。今は名称だけが残っている。

⑤　A　てんてこ舞い

ともに忙しく慌ただしい意だが、語源が異なる。「きりきり舞い」は、コマが高速回転するさまから。

⑥　B　熱中症

「熱射病」は「熱中症」の症状の一つ。体温が異常に高いのに発汗せず、生命に危険を及ぼす状態のこと。早急に冷やす必要がある。

⑦　B　制作

「製作」は、物品を作ること。精密機械などの品物を作ること。「製」には、物をこしらえる意、「制」には、形を整える意がある。

⑧　A　ハイキング

「ピクニック」は、自然を楽しみつつ、遊んだり、食事をしたりすること。野外で食事をすることが大きな違い。

ことばの意味として正しいものを、A・B・C・Dから選んでください。

① 失笑
A あきれる
B 笑いたくても笑えない
C 思わず噴き出してしまう
D 全然笑えない

② すべからく
A ぜひともしなければならない
B できればそうしたいが
C すべての人がすべきことだ
D なりゆきにまかせる

③ おもむろに
A あわてふためいて
B 不意に
C きびきびと
D 落ちついて、ゆっくりと

④ まんじりともせず
A じっと動かないで
B 少しも眠らないで
C 何もしないままで
D ふまじめなさま

⑤ やぶさかでない
A 気乗りしない
B あまりやりたくない
C 喜んでさせてもらう
D やれと言うならやる

⑥ のっけから
A 途中から
B 最後になってやっと
C 周辺から
D 最初から

⑦ 奇特
A 優れて他と違って感心なこと
B 奇妙で珍しいこと
C とても変わっていること
D 興味や関心があること

⑧ 御《おん》の字《じ》
A 一応、納得した
B 大いに満足だ
C どういうことだ
D とんでもない

①C
おかしさのあまり、噴き出すこと。笑いもないほどあきれるという意味で使うのは間違いだ。気をつけよう。
②A
すべきであること。ぜひともしなければならないという意味に使う。「全て」の意味はないのでCは間違い。漢字では「須く」と書く。
③D
ゆっくりと落ちついて行動するさまを表す。漢字で書くと「徐に」。「徐々に」と似た意味だと覚えておこう。
④B
「まんじり」は、少しだけ眠るさま。「まんじりともせず夜を明かす」は、少しも眠らずに夜を明かしたという意味。
⑤C
「やぶさか」は、もの惜しみすること。しかし、その否定形で「喜んで～する」という意味になる。Dの意味で誤用する人が多い。
⑥D
いちばんはじめ、最初からの意味。「のっけから しくじった」「のっけにつまずく」のように使う。
⑦A
行いや心がけなどが優れていて、感心なこと。しかし、奇妙で珍しいことの意味で使う人が多いので、注意しよう。
⑧B
本来、それ以上になく有り難いものという意味。尊敬の意味を持つ「御」の字をつけたいほどに、有り難いということ。

ことばの意味として正しいものを、A・B・C・Dから選んでください。

①名前負け
A　名前が立派で、負けた気がする
B　名前が立派で、実物が見劣りする
C　名前が立派で、負ける気がしない
D　名前が立派で、とにかくすごい

③ぞっとしない
A　面白くない
B　可愛くない
C　恐ろしくない
D　きれいじゃない

⑤世間ずれ
A　世間にもまれ、ずる賢くなる
B　世間から、ずれている
C　世間に、顔向けできない
D　世間が、受け入れない

⑦篠突《しのつ》く雨
A　雨がしとしと降る
B　雨が激しく降る
C　雨がときどき降る
D　雨が降ったりやんだりする

②琴線に触れる
A　琴の練習をする
B　相手の怒りをかってしまう
C　感動や共鳴をうける
D　平然としている

④噴飯もの
A　腹立たしくてしかたない
B　おなかがいっぱいで苦しい
C　ご飯が炊けた
D　おかしくてたまらない

⑥流れに棹《さお》さす
A　流れに身をまかせる
B　時流に逆らって失速する
C　流れを見失う
D　機会をつかんで時流にのる

⑧下世話《げせわ》
A　世話好きな人のこと
B　ひどく下品なこと
C　世間でよく口にする話
D　世話がやけること

①B
名前が立派で実物の内容が負けるということ。相手の名前の立派さに気後れするという意味はない。

②C
感動したり、共鳴したりするという意味。怒りをかうのは、「逆鱗《げきりん》に触れる」。混同してはいけない。

③A
面白くない、感心しないという意味。恐怖を感じる意味に使われる「ぞっとする」の否定形ではない。

④D
飯を噴き出すほど、おかしいという意味。腹立たしいという意味に使うのは誤用。怒るという意味は一切ない。

⑤A
世間に慣れて、ずる賢くなるという意味。物と物がずれるという意味はない。漢字では「世間擦れ」と書く。

⑥D
機会を逃さず時流にのるという意味。棹をさすのは船を操るということで、逆らうという意味ではない。

⑦B
雨が激しく降っている様子をいう。「篠突く」は、篠竹が突き立つように細いものが束になって降るという意味。

⑧C
世間でよく言う話のこと。本来、下品だとか低俗だという意味はない。「下」は庶民の意味で、「下世話」はいわゆる世間話のこと。

方言の意味として正しいものを、A・B・C・Dから選んでください。

① ややこ
A ややこしい人
B 少しこわい
C 赤ん坊
D くだらない

② ぐらしか
A かわいそう
B 優しそう
C 大きそう
D つらそう

③ おしまいなして
A 最終便です
B こんばんは
C 最後の最後
D さようなら

④ あがすけ
A あか抜けている
B 明るい人
C あかぎれ
D 目立ちたがり

⑤ どんどろけ
A 地震
B 雷
C 火事
D 親父

⑥ ももっちい
A もちもちする
B たくさん
C くすぐったい
D ほんの少し

⑦ どでんする
A びっくりする
B ひっくり返る
C 頭にくる
D 大笑いする

⑧ なまらはんじゃく
A 生っぽい
B 約半分
C 生意気なやつ
D 未熟者

①C
近畿地方の方言で「赤ん坊」という意味。赤ん坊のように扱いにくいということから、「ややこしい」の語源といわれる。

②A
鹿児島県で使われる方言で「かわいそう」という意味。「まこて、ぐらしかごあしたなあ（本当にかわいそうなことでしたねえ）」。

③B
三重県の方言で「こんばんは」という意味。夕方に、人と会ったら「おしまいなして」と言う。

④D
山形県の方言で「目立ちたがり」。周りと歩調を合わせない人のこと。「あがすけたり」とも言う。

⑤B
鳥取県の方言で「雷」のこと。豆腐を炒めて混ぜた炊き込みご飯を「どんどろけ飯」と言う。炒める音が雷に似ているらしい。

⑥C
山梨県の方言で「くすぐったい」こと。「首筋がもっちい」などと使う。山梨名産、桃との関係は不明だ。

⑦A
岩手県、秋田県、宮城県周辺の方言で「びっくりする」という意味。「動転する」からきたことばのようだ。「どでんしたな～」。

⑧D
福島県の方言で「未熟者。中途半端」という意味。「このなまらはんじゃくが（この未熟者め）」。

方言の意味として正しいものを、Ａ・Ｂ・Ｃ・Ｄから選んでください。

①　なまら
A　たいそう
B　まったく
C　たくさん
D　だんだん

②　べご
A　馬
B　犬
C　うさぎ
D　牛

③　あおなじみ
A　親友
B　青あざ
C　しみ
D　青空

④　おえん
A　だめ
B　大丈夫
C　もしかしたら
D　あのね

⑤　ちょす
A　笑う
B　尋ねる
C　触る
D　見る

⑥　つぶれる
A　倒れる
B　寝る
C　怪我をする
D　故障する

⑦　はぶてる
A　見損なう
B　泣く
C　怒る
D　殴る

⑧　けっこい
A　綺麗
B　運がいい
C　憧れ
D　頭がいい

①A
北海道の方言で「たいそう」とか「非常に」という意味。1980年代に流行《はや》った。「なまら美味しい」というように使う。

②D
東北地方全般で使われる方言で「牛」のこと。「べごや」「べごっこ」など。「べこ」と濁らない言い方もする。

③B
茨城県、千葉県の方言で「青あざ」のこと。「青」が肌に「なじむ」ということか。関東圏では普通、青あざと言う。

④A
岡山県の方言で「だめ」という意味。「どうやっても、おえんが……（どうしても、だめだ……）」のように使われている。

⑤C
北海道、東北地方の方言で「触る。いじる」という意味。「ちょすな」は「触るな」ということ。

⑥D
近畿地方で使われる方言。物が壊れたり、ちょっとした故障でも使いがち。ぺしゃんこになっているわけではない。

⑦C
広島から北九州あたりで使われる方言で「怒る。すねる」という意味。ちょっとむくれるという程度の怒り方でしょうか。

⑧A
静岡県、愛知県あたりで使われている方言。「綺麗」という意味。「けっこいお嫁さんだね〜」というように使う。

敬語の問題です。間違いを見つけて、正しく直してください。

①相手に、粗品を渡すとき

ささやかですが、受け取ってください。

②長い間、会わなかった先生に会ったとき

どうも、お久しぶりです。

③来客に着席をすすめるとき

こちらで、座ってお待ちください。

④講演会での最後の言葉

ご傾聴、誠にありがとうございました。

⑤お客様に、おすすめ品を聞かれたとき

お客様には、○○がよろしいかと思います。

⑥上司から、会議の議事録を頼まれたとき

はい。了解しました。

⑦自分のミスを詫びるとき

すみませんでした。

⑧上司に、企画書を提出するとき

目を通していただけますか。

①ささやかですが、どうぞお納めください。

「お納めください」は、贈られる側に対する尊敬語。「頂戴《ちょうだい》いたします」と受け取ろう。

②どうも、ご無沙汰しています。

目上の人に久しぶりに会ったときは、お詫びの気持ちも込めて、こう言おう。

③こちらで、お掛けになってお待ちください。

「座る」の尊敬語は「お掛けになる」だ。覚えておいて、さらりと使おう。

④ご清聴、誠にありがとうございました。

「傾聴」は熱心に聞くこと。ここは、感謝の意味も込めて「ご清聴」と言うべき。

⑤お客様には、○○がよろしいかと存じます。

「思う」の謙譲語は「存じる」。その丁寧語で「存じます」。敬意を払うべき相手に対して使おう。

⑥はい。承知しました。

「了解しました」は敬意が足りない。「承知しました」や「かしこまりました」を使おう。

⑦申し訳ございません。

「すみません」は丁寧語にすぎない。お詫びしたいなら「申し訳ございません」と言おう。

⑧ご覧いただけないでしょうか。

「目を通す」は、敬語ではない。ここは、「見る」の尊敬語「ご覧になる」を使おう。

敬語の問題です。間違いを見つけて、正しく直してください。

①上司と共に、出かけることになったとき
はい。ご一緒します。

②目上の人の意見や考えに同調するとき
なるほど、そうですね。

③商品（企画、提案など）の説明の後で
おわかりいただけたでしょうか。

④同僚が、休日で不在のとき
○○は、休みをいただいております。

⑤店のレジで、代金を受け取ったとき
５０００円からお預かりします。

⑥店のレジで、おつりを渡すとき
５００円のお返しになります。

⑦社長の言葉を、課長に伝言するとき
社長が、～と申されていました。

⑧来社予定のお客様が到着したとき
○○様でございますね。

①
はい。お供させていただきます。
「ご一緒」は、対等な関係の人に対して使う言葉。目上の人にはこう言うべき。

②
おっしゃるとおりです。
「なるほど」は、目上の人に対して失礼。相手をたてる言い方にしよう。

③
ご理解いただけましたでしょうか。
相手がお客様だったり、目上の人だったりした場合、「わかりましたか」は、失礼。

④
○○は、休みを取っております。
「いただく」は、自社に対する尊敬語。かえって失礼になる。

⑤
5000円（を）お預かりいたします。
「から」は不要。おかしな日本語を使わないようにしよう。

⑥
500円、お返しいたします。
「～になる」は、変化を表す言葉。「～に成る」という場合に限って使おう。

⑦
社長が、～とおっしゃっていました。
「申す」は、謙譲語。社長に対する尊敬語を使うなら、「おっしゃる」が正しい。

⑧
○○様でいらっしゃいますね。
「ございます」は、ただの丁寧語。ここは、尊敬語の「いらっしゃいます」を使おう。

郵便はがき

おそれいりますが切手をお貼り下さい

104-8011

東京都中央区築地5-3-2

株式会社
朝日新聞出版
生活・文化編集部 行

ご住所 〒 電話 （ ）		
ふりがな お名前		
Eメールアドレス		
ご職業	年齢 歳	性別 男・女

このたびは本書をご購読いただきありがとうございます。
今後の企画の参考にさせていただきますので、ご記入のうえ、ご返送下さい。
お送りいただいた方の中から抽選で毎月10名様に図書カードを差し上げます。
当選の発表は、発送をもってかえさせていただきます。

愛読者カード

お買い求めの本の書名

お買い求めになった動機は何ですか？（複数回答可）

1. タイトルにひかれて　2. デザインが気に入ったから
3. 内容が良さそうだから　4. 人にすすめられて
5. 新聞・雑誌の広告で（掲載紙誌名　　　　　　　　）
6. その他（　　　　　　　　）

表紙	1. 良い	2. ふつう	3. 良くない
定価	1. 安い	2. ふつう	3. 高い

最近関心を持っていること、お読みになりたい本は？

本書に対するご意見・ご感想をお聞かせください

ご感想を広告等、書籍のPRに使わせていただいてもよろしいですか？

1. 実名で可　2. 匿名で可　3. 不可

ご協力ありがとうございました。
尚、ご提供いただきました情報は、個人情報を含まない統計的な資料の作成等に使用します。その他の利用について詳しくは、当社ホームページ http://publications.asahi.com/company/privacy/ をご覧下さい。

ことばの使い分けの問題です。□に当てはまる漢字を入れてください。

①カンシン
君の勤勉さには、□□するよ。

②イガイ
事件は□□な展開となった。

③ヤセイ
突然、□□の動物に襲われた。

④トける
靴ひもの結び目が□ける。

⑤ハイスイ
□□口に、ごみが詰まったようだ。

⑥ホケン
夫が、生命□□に加入した。

⑦ナイゾウ
携帯電話は、カメラを□□している。

⑧ツイキュウ
交通事故の責任を□□する。

①**感心**
「感心」は、優れたものに対して心を動かされること。「関心」は、ある物に興味を持ったり、注意を向けること。

②**意外**
「意外」は、思いがけない成り行き。また、その様子。「以外」は、ある範囲の外側。また、そのほかのものということ。

③**野生**
「野生」は、動植物が山野で自然に生育すること。「野性」は、生まれたまま、本能のままの性質のこと。「野性に目覚める」。

④**解ける**
「解ける」は、結ばれていたものが解けはなれること。「溶ける」は、固体だった物が液状になること。「氷が溶ける」。

⑤**排水**
「排水」は、過剰または不用な水を排出すること。「廃水」は、使用後に捨てる水のこと。「工場廃水」。

⑥**保険**
「保険」は、偶発的な事故に備えて掛け金を出し合い、給付を受ける制度。「保健」は、人の健康を保つこと。

⑦**内蔵**
「内蔵」は、内部に持っていること。「内臓」は、動物が胸腔《きょうくう》や腹腔《ふくくう》に持っている器官の総称。「内臓疾患」。

⑧**追及**
「追及」は、責任や原因などを問いただすこと。「追求」は、目的を追い求めること。「追究」は、深く考え調べること。

ことばの使い分けの問題です。□に当てはまる漢字を入れてください。

①ゼッコウ
今日は、□□の行楽日和だ。

②カネツ
殺菌のために、□□する。

③キョウチョウ
労働者と資本家が□□する。

④イギ
□□のある仕事に情熱を傾ける。

⑤ウツす
鏡に、自分の全身を□した。

⑥カンシ
再犯防止のため、□□を続ける。

⑦アヤマる
彼は、手をついて□った。

⑧ヒジョウ
□□の際の心得を説く。

①**絶好**
「絶好」は、何かをするのに、この上なくよいこと。「絶交」は、それまでの交際を断つこと。「もう、君とは絶交だ」。

②**加熱**
「加熱」は、物に熱を加えること。「過熱」は、必要以上に熱くなること。勢いが激しくなること。「論争が過熱する」。

③**協調**
「協調」は、立場の異なる者が互いに協力し合うこと。「強調」は、あることを特に強く主張すること。「事の重大性を強調する」。

④**意義**
「意義」は、言葉の意味や内容。また、物事の価値や重要性のこと。「異議」は、他と異なる意見のこと。「異議を唱える」。

⑤**映す**
「映す」は、物の形や姿を他の表面に現すこと。映像を現すこと。「写す」は、絵や文字、形などをかき表すこと。撮影すること。

⑥**監視**
「監視」は、警戒して人の動きなどを見張ること。「環視」は、大勢の人が周りを取り囲んで見ること。「衆人環視の中で逮捕」。

⑦**謝る**
「謝る」は、自分の過ちを認めて相手にわびること。「誤る」は、判断などを間違えること。「名前を書き誤った」。

⑧**非常**
「非常」は、普通ではなく差し迫っている状態。異常な様子。「非情」は、心が冷たく、人間らしい感情を持たないこと。

ことばの使い方として正しいものを、Ａ・Ｂから選んでください。

①
A　玄人《くろうと》はだし
B　素人《しろうと》はだし

②
A　眉をしかめる
B　顔をしかめる

③
A　舌先三寸
B　口先三寸

④
A　取りつく暇がない
B　取りつく島がない

⑤
A　飛ぶ鳥跡を濁さず
B　立つ鳥跡を濁さず

⑥
A　耳ざわりのいい
B　耳に心地いい

⑦
A　歯牙《しが》にもかけない
B　鼻にもかけない

⑧
A　舌の根の乾かぬうちに
B　舌の先の乾かぬうちに

①
A　玄人はだし
素人にもかかわらず「玄人」が「はだし」になって逃げ出すほど技芸が優れているという意味。

②
B　顔をしかめる
不快感から表情をゆがめること。「眉を～」は「眉をひそめる」との混同で誤り。

③
A　舌先三寸
上辺のことばで巧みに相手をあしらうこと。「口先」は「舌先」の類義語だがこの場合は不可。

④
B　取りつく島がない
冷たくあしらわれ、話を進めるきっかけが見つからないこと。「暇」は間違った言い方。

⑤
B　立つ鳥跡を濁さず
去る者は引き際が見苦しくならないようにすべきということ。「飛ぶ鳥～」は誤った言い方。

⑥
B　耳に心地いい
耳ざわりは「耳障り」と書き、聞いていて不快に感じること。肯定的な意味合いでは使えない。

⑦
A　歯牙にもかけない
相手にしないこと。「鼻にも～」は「いやな奴には鼻もひっかけない」との混同で誤り。

⑧
A　舌の根の乾かぬうちに
話を言い終えてすぐにという意味。「舌の先の～」は「舌先三寸」との混同で誤り。

ことばの使い方として正しいものを、A・Bから選んでください。

①
A　危ない橋を渡る
B　危ない橋を叩《たた》く

②
A　顔色をうかがう
B　顔つきをうかがう

③
A　勇名を馳《は》せる
B　有名を馳せる

④
A　奇を狙う
B　奇を衒《てら》う

⑤
A　一翼を買う
B　一翼を担う

⑥
A　首を洗って待つ
B　顔を洗って待つ

⑦
A　一発触発
B　一触即発

⑧
A　一寸の虫にも五分の魂
B　盗人にも五分の魂

①
A 危ない橋を渡る
危険な手段をあえて使うこと。「〜を叩く」は「石橋を叩いて渡る」との混同で誤り。
②
A 顔色をうかがう
相手の機嫌をうかがうこと。「顔つきを〜」は誤った言い方なので注意しよう。
③
A 勇名を馳せる
「勇名」とは勇気があるという評判。つまり、勇敢であるという評判が世に知れ渡ること。
④
B 奇を衒う
わざと変わったことをして人の注意を引こうとすること。「〜を狙う」とするのは誤り。
⑤
B 一翼を担う
全体の中で一つの役割を引き受けること。「〜を買う」は「一役買う」との混同で誤り。
⑥
A 首を洗って待つ
懲罰《ちょうばつ》、制裁を受ける覚悟をするという意味。首を切られる準備をすることから。
⑦
B 一触即発
ちょっと触るとすぐに爆発しそうであることから、危機に直面しているという意味。
⑧
A 一寸の虫にも五分の魂
どんな弱小なものにも、それ相応の思慮や意思があって、ばかにしてはいけないということ。

ことばの使い方として正しいものを、A・Bから選んでください。

①
A　大目玉をくらう
B　大目玉をいただく

②
A　肝に命ずる
B　肝に銘ずる

③
A　災いを転じて福となす
B　災いを変じて福となす

④
A　一同に会する
B　一堂に会する

⑤
A　古式ゆかしく
B　古式ゆたかに

⑥
A　合いの手を打つ
B　合いの手を入れる

⑦
A　対症療法
B　対処療法

⑧
A　太鼓判つき
B　太鼓判を押す

①
A　大目玉をくらう

ひどく叱られること。この表現は目上の人に使うと失礼なため、「～いただく」は不自然。

②
B　肝に銘ずる

「銘ずる」は、心に刻みつけるということ。「～命ずる」は誤用なので、気をつけよう。

③
A　災いを転じて福となす

災難や失敗に襲われても、逆に自分の有利になるよう工夫すること。「～を変じて」は誤用。

④
B　一堂に会する

同じ場所に集まること。「一堂」は同じ場所という意味。「一同」は、その場にいる人全員。

⑤
A　古式ゆかしく

古くからの方法にのっとって。「ゆかしい」は昔がしのばれる様子という意味の言葉。

⑥
B　合いの手を入れる

盛り上げるため掛け声などを入れること。「～を打つ」は「相槌《あいづち》を打つ」との混同で誤り。

⑦
A　対症療法

病気の原因となるものではなく、病気の症状そのものに治療を行うこと。覚え間違いに注意。

⑧
B　太鼓判を押す

人・物が絶対によいものだと保証すること。「～つき」は「折り紙付き」との混同で誤用。

ことばの意味として正しいものを、A・Bから選んでください。

①
プロジェクト
A　ある目標を成し遂げるために、臨時で構成される団体で実行する研究課題、または計画。

B　消費者のもとへ商品やサービスが円滑に渡るために、組織などが行う販売戦略。

②
ボランティア
A　個人の意志で社会に貢献をする人や、その活動を示す。自己の利益は目的としない。

B　学業など、本業の片手間で収益を目的として仕事をすること。または仕事をする人。

③
コスト
A　原材料費や人件費を含む経費全体を切り下げて、利益を上げること。

B　商品の生産に必要な費用。金銭以外に、時間や労力などをまとめて意味することもある。

④
ケーススタディー
A　事例研究のこと。具体例を分析・研究して、原理を明確にし、法則や理論を導き出す。

B　原則などにとらわれず一つ一つの案件に挑戦し、臨機応変に問題に対応していくこと。

①

A

主に業務本来の組織とは別の組織が遂行する、決められた期限がある大規模な企画をさす。その組織を「プロジェクトチーム」、管理者を「プロジェクトマネージャー」とよぶ。Bは、「マーケティング」。顧客のニーズを調査したりするほか、市場の開発なども含まれる。

②

A

自発性、社会性、無償性が必要。公園などの清掃、砂漠の緑化活動や、自然災害によって被災した地へ向かい炊き出しを行うなど、ボランティアの種類はさまざまだ。Bは、「アルバイト」。ドイツ語で「労働」を意味する。英語なら「パートタイム・ジョブ」となる。

③

B

商品開発の際に、その商品の利便性と価値を追求するとき、費用と効果のバランス（コストパフォーマンス）を考え、いかにお得な商品やサービスだと思わせるかという戦略がある。Aは、「コストダウン（コストカット）」。生産原価全体を切り下げることで、利益を得ようとすること。

④

A

ケーススタディーとは、日本語で「事例研究」と訳される。同じ失敗をしないために、過去の事例や他人の体験談を学ぶことで、各々《おのおの》に合う方法を見つけやすくなる。Bは、「ケースバイケース」。マニュアルがないところで、個別に、臨機応変に対処すること。

ことばの意味として正しいものを、A・Bから選んでください。

①
ポテンシャル

A　練習や経験によって得た、主に専門的な技能や技術のこと。

B　表面には表れない、潜在的に持っている能力であり、可能性としての力のこと。

②
ノウハウ

A　経験を通して築かれる物事の方法や、物事を行ううえで必要な一連の知恵やコツ。

B　本や新聞で得られる、企業にとって利益のある情報や知識。

③
デリバリー

A　注文を受け、必要な物を必要とする人や場所に届けるサービス。配達。

B　会場に出向き、調理から設営、後片付けまでを一貫して提供する、ホテルなどのサービス。

④
コラボレーション

A　元々、芸術分野で使われていた表現。ファッション分野では、現代的な衣服の総称。

B　異分野の者同士が、力を出し合って共同で作り上げること。また制作したもの。

①
B
近年はビジネスの場で多用されるが、潜在性などを意味する物理用語。生まれ持った才能を褒めるときに使用される一方、目に見える成果があまり上がらない場合に使用されることもある。Aは、「テクニカル」。専門的、学術的、技術的といった意味。

②
A
「知る」と「方法」が組み合わさった「know-how」が語源。直訳すると「知っている方法」で、その方法を書いたものや、各人が身に着けている技術をさす。Bは、「ナレッジ」。ノウハウが経験から得られる知恵なのに対して、ナレッジは本や新聞などから得られる知識。

③
A
貨物や郵便物をはじめ、料理や食材などを出前・配達すること。近年、職場に食べ物を届けてくれる「オフィスデリバリー」が人気になっている。Bは「ケータリング」で、ホームパーティーやイベント、また、撮影現場などでも多く利用されている。

④
B
自社のブランド力を強めるために、異業種または競合他社と販売促進活動などのマーケティングを一緒に行う「コラボレーション・マーケティング」という方法がある。Aは、「コンテンポラリー」。「現代的な」とか、「今風の」という意味がある。

第3章

間違いやすい日本語／中級編

全104問

第3章は中級編です。ここまで、入門・初級編と解いてみていかがでしたか。覚え間違いや勘違いなどはありませんでしたか。ことばを“知っている”ことと“理解して使っている”ことは大きく違います。解説をしっかり読んで、正しい使い方を覚えてください。

日本語実力レベル診断

何問正解できたか採点して、自分の実力をチェックしてみましょう。

85問正解：博士レベル

65問正解：秀才レベル

45問正解：一般人レベル

意味に合うことばとして正しいものを、A・Bから選んでください。

①
A 判子　B 印鑑
個人や組織が、その当事者であることを証明する印《しるし》。棒状になっている。

②
A 義捐金《ぎえんきん》　B 支援金
大規模災害などの際に、被災地で活動するNPO法人などに対して送られる寄付金。

③
A へとへと　B くたくた
心身ともひどく疲れていて、もう立ち上がれないほど、疲労が深いさま。

④
A 神父　B 牧師
キリスト教、プロテスタント教会の教職者のこと。

⑤
A 卵　B 玉子
一般に、鶏卵を調理したもの。また、食材として使う「たまご」のこと。

⑥
A 絹ごし豆腐　B 木綿豆腐
豆乳に苦汁《にがり》を加えて型に入れて加熱し、そのまま固めた豆腐。

⑦
A せわしい　B せわしない
用事が多く、休む暇もないほど忙しい。それを強調する接尾語がついている。

⑧
A 会席料理　B 懐石料理
腹を温める程度に食べ、空腹をしのいだことにちなむ。茶事で出される料理のこと。

①A　判子
「判子」は、印を押す際の棒状のものをさすが、「印鑑」は、押印したときに紙や書類などに残る文字や絵など、印影のことをさす。

②B　支援金
「義捐金」は、日本赤十字社などに送られ、各自治体の義援金配分委員会で協議し、被災者に直接届けられる寄付金。「義援金」とも書く。

③A　へとへと
「くたくた」も、とても疲れているさまを表すことばだが、疲れの程度が「へとへと」のほうが上。「くたくた」のほうが回復が早い。

④B　牧師
「神父」は、キリスト教カトリック教会の司祭の尊称。簡単にいえば、教派の違い。また、牧師は結婚できるが、神父は一生独身。

⑤B　玉子
どちらも「たまご」と読むが、「卵」は主に生物学上の表記に使う。ただし、「玉子」を用いるのは鶏卵に限り、魚類には使わない。

⑥A　絹ごし豆腐
「木綿豆腐」は、一度固めたものをくずしてから圧力をかけてしぼり、型に入れて押し固めたもの。固めるときに木綿の布のあとがつく。

⑦B　せわしない
「せわしい」も「せわしない」も、ほぼ同じ意味。違うのは「ない」という接尾語の存在。意味を強調するための接尾語だ。

⑧B　懐石料理
「会席料理」は、宴席で酒とともに出される日本料理の通称。刺身、焼き物、揚げ物などが次々出され、最後は香の物と飯で締める。

意味に合うことばとして正しいものを、A・Bから選んでください。

①
A　書道　　B　習字

紙・筆・墨を使い、文字を書いて表現する芸術。流派が多い。

②
A　うなじ　　B　えりあし

首の後ろの髪の生え際。また、そのあたり。

③
A　細菌　　B　ウイルス

単細胞の微生物で、自分で増殖できる。バクテリアともいう。光学顕微鏡で見られる。

④
A　カヌー　　B　カヤック

船体上部の構造が開放型で、ブレード（水《みず》掻《か》き）が片側についたパドル（櫂《かい》）を使う。

⑤
A　池　　B　湖

水深5m以上で自然にできる。ダムのように、人工的に造ることもある。

⑥
A　アンティーク　　B　ヴィンテージ

元々は、ブドウの当たり年に造られた上質のワインのこと。今は、年代物のことをさす。

⑦
A　叔父《おじ》　　B　伯父《おじ》

父母の弟のこと。おじさん。

⑧
A　正念場　　B　土《ど》壇《たん》場《ば》

せっぱ詰まった状態で、決断をせまられる最後の場面のこと。

①A　書道

「習字」は、字を習うこと。文字を正しく、美しく書くことを目的としている。「書写」ともいう。

②B　えりあし

漢字では「襟足」と書く。「うなじ」は、首の後ろ側をさす言葉。「うな」は首の後ろのこと。「うなずく」「うなだれる」など。

③A　細菌

「ウイルス」は、他の細胞の中でしか増殖できない。細胞の約1000分の1の大きさで、電子顕微鏡を使わないと見られない。

④A　カヌー

「カヤック」は、船体上部の構造が密閉型で、ブレードがパドルの両側についた、ダブルブレードパドルになっている。

⑤B　湖

「池」は、くぼ地に自然に水がたまってできたものだが、人工的に造る場合もある。水深は5m以下で、湖よりも小さい。

⑥B　ヴィンテージ

「アンティーク」は、古美術や骨董品、年代物の家具・装飾品など、古くて品格があるものをさす。

⑦A　叔父

「伯父」は、父母の兄のこと。同様に、おばさんの場合も、父母の妹が「叔母《おば》」で、父母の姉が「伯母《おば》」となる。

⑧B　土壇場

元々は、江戸時代の首切り場をさす言葉だった。「正念場」は、その人の真価を問われる、最も大事で重要な場面のこと。

ことばの使い分けの問題です。□に当てはまる漢字を入れてください。

① ヘイコウ

線路に□□して走る高速道路。

② エンカク

□□操作でロボットを動かす。

③ キョウハク

人質を取られて□□に従う。

④ ノびる

今日の遠足は、雨で□びた。

⑤ カイシン

□□して、出直すことにした。

⑥ オす

彼を生徒会長に□した。

⑦ コウイ

ご□□に感謝します。

⑧ シュサイ

慈善コンサートを□□する。

① 並行

「並行」は、2つ以上の物が並んで進むこと。同時に行われること。「平行」は、直線や平面が、どこまで行っても交わらないこと。

② 遠隔

「遠隔」は、遠く隔たっていること。離れていること。「沿革」は、物事の移り変わり。変遷や歴史のこと。「学校の沿革」。

③ 脅迫

「脅迫」は、他人を脅して従わせようとすること。「強迫」は、他人に無理に要求すること。無理強《じ》い。「寄付を強迫する」。

④ 延びる

「延びる」は、時間が長くなったり、先にずれたりすること。「伸びる」は、成長して大きくなることや縮みがなくなること。

⑤ 改心

「改心」は、今までのことを反省して心を改めること。「会心」は、期待通りの結果に満足すること。「会心の笑みが出る」。

⑥ 推す

「推す」は、適当な人や物を推薦すること。また、推測すること。「押す」は、主に圧力を加えることに使う。「荷車を押す」。

⑦ 厚意

「厚意」は、思いやりのある心。他人の行為についていう。「好意」は、相手を好きだと思う気持ち。親切心。「好意を寄せる」。

⑧ 主催

「主催」は、中心となって会や行事などを催すこと。「主宰」は、中心になって指導したり、まとめたりすること。「劇団の主宰者」。

ことばの使い分けの問題です。□に当てはまる漢字を入れてください。

①イッカン
彼の態度は、終始□□している。

②イッシ
□□乱れぬ隊列で行進する。

③イヨウ
□□な雰囲気に恐れおののく。

④オウシュウ
警察官が、証拠品を□□した。

⑤トトノえる
新婚生活に必要な物を□える。

⑥タズねる
世界遺産の神社を□ねる。

⑦キカク
新商品の□□会議に出席する。

⑧シコウ
新しい法律を□□する。

① **一貫**
「一貫」は、始めから終わりまで、態度や方針を貫き通すこと。「一環」は、互いにつながりを持つものの一部分。「政策の一環」。

② **一糸**
「一糸」は、1本の糸のこと。また、本当にわずかなことのたとえ。「一矢」は、1本の矢のこと。「一矢を報いる」。

③ **異様**
「異様」は、普通とは違う様子。変わっているさま。「威容」は、威厳があって立派な様子。「威容を誇る高層建築」。

④ **押収**
「押収」は、裁判所や捜査機関が、証拠となる物を没収すること。「応酬」は、互いにやりとりをすること。相手に応えること。

⑤ **調える**
「調える」は、必要な物を準備する。物事をうまくまとめること。「整える」は、乱れたものをまとめること。「髪型を整える」。

⑥ **訪ねる**
「訪ねる」は、会ったり見たりするために、そこへ行くこと。「尋ねる」は、人に問うこと。探し求めること。「友の行方を尋ねる」。

⑦ **企画**
「企画」は、計画を立てること。立案すること。「規格」は、工業製品などに定めた基準。判断のよりどころとなる基準のこと。

⑧ **施行**
「施行」は、法令の効力を生じさせること。実際に行うこと。「試行」は、試しにやってみること。「試行錯誤の繰り返し」。

ことばの意味として正しいものを、A・B・C・Dから選んでください。

① 初老
A　40歳の異称
B　50歳の異称
C　60歳の異称
D　70歳の異称

② 手をこまねく
A　準備万全、待ち構える
B　手を使って人を呼ぶ
C　何もできずに傍観する
D　人手を持てあます

③ 眼鏡にかなう
A　眼鏡がよく似合う
B　目上の人に認められる
C　相手にされず恐縮する
D　視力が悪い

④ 水菓子
A　冷やしたお菓子
B　くだもの
C　かき氷
D　水分たっぷりのお菓子

⑤ 悲喜こもごも
A　悲しいこととうれしいこと
B　喜ぶ人と悲しむ人が入り交じる
C　悲しみも喜びもわからない
D　悲しみも喜びも感じない

⑥ 繙《ひもと》く
A　ひもをほどくこと
B　謎を解くこと
C　調査すること
D　書籍を読むこと

⑦ 一肌脱ぐ
A　他人に力を貸す
B　昆虫などが脱皮する
C　丸裸になる
D　上着を脱ぐ

⑧ 天地無用
A　上下は気にしなくてよい
B　上下を逆にしてはいけない
C　天と地の神様
D　天地がひっくり返る

①
A
もとは、40歳の異称。長寿を祝う呼び方に「還暦《かんれき》」や「古希《こき》」などがあるが、その最初のものが「初老」で40歳を祝うものだった。

②
C
何もせずに、ただ傍観していることをいう。「手招きする」と混同して、待ち構える意味で使う人が多いが誤用だ。

③
B
目上の人に認められることをいう。「お眼鏡にかなう」ともいうが、これと混同して「お目にかなう」と使うのは誤り。

④
B
くだもののこと。古くは「菓子」をくだものとよび、果実や木の実をさした。その後、米粉で作った唐菓子《とうがし》が伝わった。

⑤
A
悲しいこととうれしいことを、代わる代わる経験すること。1人の人間について使うもので、複数の人には使わない。

⑥
D
書籍を読むことをいう。巻物のひもをほどいて、ひらくという意味。謎を解くとか、調査する意味には使わない。

⑦
A
本気になって他人に力を貸すこと。着物の片方の身ごろを脱ぐ、「片肌を脱ぐ」からきている。その上は「諸肌《もろはだ》を脱ぐ」。

⑧
B
上下を逆にしてはいけないという意味。荷物を運ぶとき、中身が破損しないように、外側に記しておく言葉。

ことばの意味として正しいものを、A・B・C・Dから選んでください。

① 筆が立つ
A　絵をかくのが上手
B　字を書くのが上手
C　文章を書くのが上手
D　文筆活動をやめる

② 憮然《ぶぜん》
A　腹を立てている様子
B　失望してぼんやりしている様子
C　びっくりして立ち止まる様子
D　にこにこしている様子

③ 役不足
A　役者が足りないこと
B　役目が重すぎること
C　役者が多すぎること
D　役目が軽すぎること

④ 檄《げき》を飛ばす
A　自分の考えを広く知らせること
B　速達を出すこと
C　仲間に気合を入れること
D　熱心に演説すること

⑤ 登竜門《とうりゅうもん》
A　由緒ある神社の鳥居
B　流行ものを作りだすこと
C　立身出世のための関門
D　架空の城に通ずる門

⑥ 圧巻
A　全体の中で最も優れている部分
B　とても分厚い巻物のこと
C　すばらしい絶景のこと
D　ほかより圧倒的に強いこと

⑦ 閑話休題《かんわきゅうだい》
A　本題からは外れますが……
B　これは余談ですが……
C　無駄話はさておき……
D　少し休憩しましょう……

⑧ 陳腐
A　ありふれていること
B　安っぽいこと
C　とても珍しいこと
D　極めて斬新なこと

①
C
文章を書くのが上手なことをいう。「彼は筆が立つね」などと使う。Dは、「筆を断つ」または、「筆を折る」。

②
B
失望したり驚いたりして、ぼんやりするさまを表す言葉。「憮然」には、本来、腹を立てるという意味はない。

③
D
実力があるにもかかわらず、役目が軽すぎるという意味。役目が重いと感じる「力不足」と混同しないように気をつけよう。

④
A
自分の主張や考えを広く知らせることに使う。本来は、元気のない者を応援するという意味には使わない。

⑤
C
竜門（中国の黄河《こうが》にある急流）をさかのぼる鯉は竜になるという故事から。立身出世の関門をさす。

⑥
A
「巻」は昔の中国の官吏登用試験の解答のことで、最も優れたものを一番上にのせたことに由来する。

⑦
C
余談をやめて、話を本題に戻すときに使う言葉。「それはさておき……」のように接続詞的な使い方をする。

⑧
A
古くさいことや、ありふれていてつまらないこと。「ちんけ」や「安っぽい」というわけではないので、品質が劣る意味には使わない。

敬語の問題です。間違いを見つけて、正しく直してください。

①回送電車なので、乗らないでほしいとき

お客様は、ご乗車できません。

②その場にいない人に会ったかどうか聞くとき

○○さんに、お会いしましたか？

③忘れ物に注意するよう促すとき

お忘れ物をいたしませんよう……。

④暑中見舞いに、ひとこと……

お体をご自愛ください。

⑤来店中のお客様に……

ごゆっくり、お買い物ください。

⑥お客様に、商品の在庫を聞かれたとき

○○は、こちらになります。

⑦テイクアウトのできるお店で……

こちらのメニューは、お持ち帰りできます。

⑧電話で、会社案内を送ってほしいと頼むとき

貴社の会社案内をお送りくださ い。

①
お客様は、ご乗車になれません。

または、「ご乗車いただけません」とすべき。「ご～できる」は、自分の動作を謙譲する語。
②
○○さんにお会いになりましたか？
または、「～会われましたか？」。相手が誰かに会う（会った）場合には、尊敬語を使うこと。
③
お忘れ物をなさいませんよう……。

「いたす」は「する」の謙譲語。自分の行為に使うもの。尊敬語は「なさる」。
④
ご自愛ください。

「ご自愛」は「体を大切にしてください」という意味。だから、「お体」は不要だ。
⑤
ごゆっくり、お買い物をなさってください。

「名詞＋～をする」の場合は、「お～ください」とはならない。気をつけよう。
⑥
○○は、こちらでございます。
「ある」の丁寧語は「ございます」だ。何にでも「～になる」を使うのはやめよう。
⑦
こちらのメニューは、お持ち帰りになれます。

「ご(お)～できる」を尊敬語として使うのは誤り。「ご（お）～になれる」が正しい。
⑧
御社の会社案内をお送りください。

「貴社」は書き言葉。話し言葉に使うのはよくない。電話の場合は「御社」を使おう。

敬語の問題です。間違いを見つけて、正しく直してください。

①電話口で相手を呼んでもらうとき

○○様は、おられますか。

②飲食店で、お客様に飲み物をすすめるとき

お飲み物とか、いかがでしょう。

③お客様を席に案内するとき

お席のほうに、ご案内いたします。

④来客に、部長の到着を知らせるとき

○○部長が、お見えになりました。

⑤電話口で取り次ぐ相手が不在のとき

○○さんは、今お席にいません。

⑥電話口で聞き返すとき

もう一度、言ってください。

⑦落とし物が届いていることを知らせるとき

お心当たりの方は、ご連絡ください。

⑧目上の人に、資料などを送るとき

ご拝受いただければ幸いです。

①

○○様は、いらっしゃいますか。

「おる」は「いる」の謙譲語。「いらっしゃいますか」が正しい。

②

お飲み物はいかがでしょう。

名詞の後に「とか」をつける人がいるが、非常に聞き苦しい。不要なので気をつけよう。

③

お席にご案内いたします。

「~のほう」は、必要のない言葉。口癖になっている人もいるようなので注意しよう。

④

○○部長が参りました。

社外の人に対して部長は身内だ。この場合は謙譲語の「参る」を使うのが正しい。

⑤

○○は、ただいま席をはずしております。

「~さん」や「お席」など、身内の者に敬語を使う必要はない。気をつけよう。

⑥

もう一度、おっしゃっていただけますか。

「言う」の尊敬語は「おっしゃる」。はじめに「申し訳ありませんが」をつけると、より丁寧に。

⑦

お心当たりのある方は、ご連絡ください。

「心当たり」は、思い当たること、という意味。「思い当たることの方」では日本語にならない。

⑧

お受け取りいただければ幸いです。

「拝受する」は「受け取る」の謙譲語だ。間違って使わないように気をつけよう。

ことばの使い方として正しいものを、Ａ・Ｂから選んでください。

①
A　天下の宝刀
B　伝家《でんか》の宝刀

②
A　のべつくまなし
B　のべつまくなし

③
A　一つ返事
B　二つ返事

④
A　物議を醸す
B　物議を呼ぶ

⑤
A　ヤブから蛇
B　ヤブから棒

⑥
A　声をあらげる
B　声をあららげる

⑦
A　論陣を張る
B　論戦を張る

⑧
A　目から鱗《うろこ》が取れる
B　目から鱗が落ちる

①
B　伝家の宝刀
いざという大事な時に使う、とっておきの事柄や方法。「天下の～」は間違いなので注意。

②
B　のべつまくなし
ひっきりなしに続くこと。幕を引かずに芝居を続けるという意味で、「述べつ幕なし」と書く。

③
B　二つ返事
快く承諾すること。「はい！　はい！」と返事を二つ重ねて、気持ちよく引き受けることから。

④
A　物議を醸す
世の中の人々の論議を引き起こすこと。「～を呼ぶ」とは言わないので注意しよう。

⑤
B　ヤブから棒
唐突なこと。「～から蛇」は「藪《やぶ》をつついて蛇をだす」ということわざとの混同で誤り。

⑥
B　声をあららげる
荒々しく大きな声を出すこと。漢字では「荒らげる」と書いて「あららげる」と読む。

⑦
A　論陣を張る
論理を組み立て、議論を展開すること。論陣は、論の組み立てという意味。

⑧
B　目から鱗が落ちる
何かがきっかけとなって、急に物事が理解できるようになること。「～が取れる」は誤り。

ことばの使い方として正しいものを、A・Bから選んでください。

①
A　上や下への大騒ぎ
B　上を下への大騒ぎ

②
A　百戦錬磨
B　百千錬磨

③
A　新規巻き返し
B　新規蒔《ま》き直し

④
A　絶体絶命
B　絶対絶命

⑤
A　天地神明に誓って
B　天地天命に誓って

⑥
A　二の句が出ない
B　二の句が継げない

⑦
A　眉をしかめる
B　眉をひそめる

⑧
A　濡れ手で粟
B　濡れ手で泡

①
B　上を下への大騒ぎ
混乱する様子という意味。「上や下への〜」は誤りなので注意しよう。
②
A　百戦錬磨
たびたびの戦いで鍛えあげられていること、経験豊かで処理能力に優れていること。
③
B　新規蒔き直し
もとに戻って、物事をもう一度新しくやりなおすこと。「〜巻き返し」は誤りなので注意。
④
A　絶体絶命
どうしても逃れようのない差し迫った状態や立場。「絶体」「絶命」は九星《きゅうせい》占いの凶星の名。
⑤
A　天地神明に誓って
「天地神明」は天と地のすべての神々という意味。「天地天命」ということばはないので注意。
⑥
B　二の句が継げない
あきれてしまい、次に言うことばが出ないこと。「二の句」とは雅楽《ががく》で、二段目の高音域の句。
⑦
B　眉をひそめる
心配事や不愉快なことがあったときに使う。眉《み》間《けん》にしわを寄せること。「しかめる」のは顔。
⑧
A　濡れ手で粟
濡れた手で粟をつかむように、簡単に利益を得ること。「〜で泡」は間違いなので注意。

ことばの使い方として正しいものを、Ａ・Ｂから選んでください。

①
A　絵に描いたような餅
B　絵に描いた餅

②
A　砂上の空論
B　机上の空論

③
A　乗るか反るか
B　伸《の》るか反るか

④
A　馬脚を出す
B　馬脚を露《あら》わす

⑤
A　腹が煮えくり返る
B　腸《はらわた》が煮えくり返る

⑥
A　火蓋《ひぶた》を切って落とす
B　火蓋を切る

⑦
A　当たらずと雖《いえど》も遠からず
B　当たらずとも遠からず

⑧
A　蟻《あり》の這《は》い入る隙もない
B　蟻の這い出る隙もない

①
B　絵に描いた餅
役に立たないもの、計画はあっても実現しないもの。「絵に描いたよう」との混同に注意。

②
B　机上の空論
頭の中だけで考え出した、実際の役に立たない考え。「砂上の楼閣《ろうかく》」との混同に注意しよう。

③
B　伸るか反るか
結果はわからないが、運を天に任せて思い切りやること。「乗る」は誤りなので注意。

④
B　馬脚を露わす
化けの皮がはがれること。「～を出す」は「尻尾を出す」との混同で誤り。

⑤
B　腸が煮えくり返る
言いようがないほど腹立たしいこと。漢字は似ているが「腹が～」は使えないので注意。

⑥
B　火蓋を切る
戦いや競争が始まること。「～を切って落とす」は「幕を切って落とす」との混同で誤り。

⑦
A　当たらずと雖も遠からず
的中はしていないが見当はずれでもないこと。「当たらずとも遠からず」とするのは誤り。

⑧
B　蟻の這い出る隙もない
ほんの少しの隙間もないほど、警戒が厳重なこと。覚え間違いに注意。

ことばの使い方として正しいものを、A・Bから選んでください。

①
A　痛い所をつく
B　痛い所をつつく

②
A　言葉を構える
B　言《げん》を構える

③
A　至れり尽くせり
B　至り尽くせり

④
A　大鉈《おおなた》を振る
B　大鉈を振るう

⑤
A　遅きに失する
B　遅きに逸する

⑥
A　弁が立つ
B　詭《き》弁《べん》が立つ

⑦
A　顔に泥を塗る
B　顔に泥をつける

⑧
A　口火を開く
B　口火を切る

① A 痛い所をつく

弱い点を攻めること。「～をつつく」とするのは誤りなので注意しよう。

② B 言を構える

「言を構える」は作りごとを言うという意味。この場合「言葉」は誤りなので覚えておこう。

③ A 至れり尽くせり

配慮が行き届いて申し分ないこと。「至る」「尽くす」の命令形に助動詞「り」をつけたもの。

④ B 大鉈を振るう

思い切って除くべきものを除いて整理すること。「鉈を振るう」とも。

⑤ A 遅きに失する

遅すぎて役に立たないこと。「～を逸する」は「機を逸する」との混同で誤り。

⑥ A 弁が立つ

話し方がうまいこと。「詭弁」は道理に合わないこじつけのこと。「詭弁が立つ」は間違い。

⑦ A 顔に泥を塗る

恥をかかせたり、名誉を傷つけたりすること。「～をつける」は誤りなので注意。

⑧ B 口火を切る

物事のきっかけをつくることを意味する。「口火」は火縄銃の点火に使う火をさす。

ことばの意味として正しいものを、A・Bから選んでください。

①
ユニバーサルデザイン

A　障害の有無にかかわらず、すべての人に使いやすいように考えた生活環境のこと。

B　障害や障壁がないということ。社会生活における障壁を取り除いていくこと。

②
ストレス

A　偶発的な出来事。物事の進行を妨害するような、マイナスな場面をさすことが多い。

B　精神的刺激による心身の負担。外傷などによって体が示す反応。

③
アイデンティティー

A　他者とは違う独自の性質。変化せず1つのものとして存在している自分。

B　行動や言動を行うなかで心がけている、方針や原則。基本方針のこと。

④
ケア

A　手術や薬などを使用せずに行う新しい治療法。心理的な療法や物理的療法。

B　放っておくことが出来ない人への手当て。衣類の管理や髪の手入れまで、すべてをさす。

①

A

すべての人が使いやすいということを念頭に置いた、製品、情報、環境、空間などのデザインをさす。Bは、「バリアフリー」。心身にハンディキャップがある人にとって、物理的・心理的に障害となるものを取り除こうという考え方。道や床に段差をなくすことなどがその例。

②

B

日常で起こるさまざまな出来事や変化、仕事や人間関係などの社会的要因による刺激が、精神的緊張を生み、心や体の負担となって現れる。進学や出産などの祝い事もその刺激に含まれる。Aは、「ハプニング」。予想外であり、また、突発的であることがマイナス要素とされる。

③

A

環境などが変化しても変わらずにある、自分を自分たらしめている要素のこと。「アイデンティティーの喪失」とは、意志がなく、周りに合わせたりして感情がなくなってしまう状態のこと。Bは、「ポリシー」。語源は「政策」。目的達成のための根本的な考え方といえるだろう。

④

B

物の手入れをはじめ、患者や老人の世話や介護など。医療的・心理的なサービスも含まれる。Aは、「セラピー」。目的や治療方法、対象となる人によって、さまざまな種類がある。アロマセラピーやアニマルセラピー、カラーセラピーなどがある。

ことばの意味として正しいものを、Ａ・Ｂから選んでください。

①
カウンセリング
Ａ　講演をしたり、研究内容や接客の仕方を教えたりすることなどの総称。
Ｂ　相談者が抱えている問題に対して、専門的な言葉を用いて解決に導くこと。

②
リアルタイム
Ａ　2つの事柄の間に、時間のズレがないこと。同時刻に。実際の時刻。
Ｂ　物事が行われるタイミングがよく、好都合であること。時期があっているさま。

③
ミッション
Ａ　到達すべき目標のために果たすべき、任務や使命。そのために作られた組織や団体。
Ｂ　ある決められた時間内に行うべき、個人や団体に与えられた作業量。やるべき仕事量。

④
インフラ
Ａ　社会や産業の発展基盤としての必要性から、整備された施設や制度。
Ｂ　経済において、商品やサービスの価格が一定期間のみ上昇する現象。

① **B**

児童の心理的な発達の援助、社会人へ向けた職場適応の相談、婚姻関係など、助言や指導内容はさまざま。終始、相談者の気持ちを理解しようと努めることが求められる。Aは「レクチャー」。口頭によるくわしい説明、またそれを行うこと。「パソコンの使い方をレクチャーする」。

② **A**

ある番組を録画して後日観るのではなく、放送している時間帯に観たとき、「リアルタイムで観た」ということがある。インターネットでは、交通情報も即時に確認できる。Bは「タイムリー」。ちょうどよい時期に物事が行われるさまをいう。「タイムリーな発言が飛び出した」。

③ **A**

ビジネスの場で用いられる場合には、経営面において、企業が果たすべき役割や任務、使命といえる。達成したいものがあるからこそ企業の存在意義がある。Bは「ノルマ」で、個人や団体に一定時間内に割り当てられた標準作業量。

④ **A**

インフラとは「インフラストラクチャー」の略。具体的には道路や、駅、電話などの通信施設など。人々の生活の基盤を陰で支える重要な要素のことをいう。Bは「インフレーション(略語でインフレ)」。通貨が取引量を超えて増発され、価値が下がり、物価上昇が続く現象のこと。

第４章

奥が深～い 日本語／上級編

全96問

第4章は上級編です。そろそろ辞書が恋しくなってきたかもしれません。「聞いたことはあるんだけど……」ということばも出てくる頃です。知れば知るほど、奥が深い日本語の世界をお楽しみください。そして、自信を持って使いこなせるようになりましょう。

日本語実力レベル診断

何問正解できたか採点して、自分の実力をチェックしてみましょう。

85問正解：博士レベル

65問正解：秀才レベル

45問正解：一般人レベル

ことばの意味として正しいものを、A・B・C・Dから選んでください。

①悪運が強い
A　とにかく運が強い
B　賭け事にツキがある
C　事件や事故にあっても無事
D　悪事を働いても報いを受けない

②あわや
A　危険が身におよぶ寸前
B　あと少しだったのに残念
C　ぎりぎり間に合わない
D　あわを吹く

③一姫二太郎
A　娘1人、息子2人
B　お姫様と、その家来
C　1番目が娘、2番目が息子
D　りんごの品種

④気が置けない
A　油断できない
B　気づかいが必要ない
C　気になってしかたがない
D　気持ちが落ち着かない

⑤雨模様
A　雨が降り出しそうな様子
B　雨が降ったりやんだり
C　雨が降っている状態
D　色がついたような美しい雨

⑥絵に描いたよう
A　現実的でない
B　そっくりな
C　絵心がありそうな
D　典型的な状態

⑦海千山千
A　経験を積んで、ずる賢い
B　経験を積んで、ゆとりがある
C　海や山に度々行く
D　海、山の自然に親しむ

⑧しどけない
A　色っぽい
B　だらしない
C　どこにも見当たらない
D　どこにも行かない

①D
悪事を働いているのに、報いを受けることがないという意味。事件や事故にあっても無事という意味に使うのは誤用。

③C
子どもは、最初が女の子で、次に男の子が生まれるのが育てやすくてよいという意味。生まれる人数は関係ない。

⑤A
空がどんより曇り、今にも雨が降り出してきそうな様子のこと。本来は雨が降る前だが、近年は雨が降っている意味で使う人が増えている。

⑦A
さまざまな経験を積んで、ずる賢くなること。したたかな人。相手を褒める意味で使うのは間違い。失礼なので気をつけよう。

②A
危険が身におよぶ寸前のこと。危うく……という場合に使う。「あわや玉《たま》の輿《こし》に……」など、幸運な出来事の場合には使わない。

④B
相手に対して気を使う必要がないという意味。「置けない」という否定の表現に惑わされて、油断できないとするのは間違い。

⑥D
美しいことのたとえでもあるが、4つから選ぶなら典型的な状態。現実的でないという意味で使うのは、「絵に描いた餅」との混同で誤用。

⑧B
服装などが乱れていて、だらしないこと。女性のことをいう場合が多いが、色っぽいとか、無防備という意味はない。

ことばの意味として正しいものを、A・B・C・Dから選んでください。

①　集大成
A　総集編のこと
B　最後の大仕事
C　多くを一つにまとめる
D　こつこつ仕事をする

②　確信犯
A　悪人だと決めつけること
B　悪いと知りつつ行う行為や犯罪
C　悪人かもしれないと疑うこと
D　正しいと信じて行う行為や犯罪

③　姑息《こそく》
A　一時しのぎ
B　ひきょうな
C　こそこそと
D　ざっくばらん

④　敷居が高い
A　高級すぎて入りにくい
B　不義理のせいで行きにくい
C　戸締まりが行き届いている
D　腰掛けて話し込む

⑤　朝三暮四
A　方針がころころ変わる
B　文句が多い
C　他人事と聞き流す
D　同じことなのに気づかない

⑥　つかぬこと
A　つまらないこと
B　関係のないこと
C　大切なこと
D　ばかばかしいこと

⑦　辛党
A　お酒好き
B　辛いもの好き
C　塩辛いもの好き
D　甘いもの好き

⑧　よもや
A　やっぱり
B　もしかして
C　そろそろ
D　まさか

①C
長年の仕事や研究など、たくさんのものを一つにまとめること。引退前の仕事とか見納めの意味で使うのは、本来の用法ではない。
②D
法に触れるとしても、正しいと信じて行う行為や犯罪のこと。悪いことだとわかっていながら……というのは、本来の意味ではない。
③A
一時しのぎの、間に合わせ。本来、ひきょうなことという意味はない。「姑息な手段」は、その場しのぎのやり方ということ。
④B
相手に不義理なことをしてしまって、なかなか家に行きにくいということ。高級すぎるとか、上品すぎるとかいう意味はない。
⑤D
目先の違いに気をとられて同じことに気づかないこと。また、うまいことばにだまされること。方針がころころ変わるのは、「朝令暮改」という。
⑥B
前の話とは全然関係のない、だしぬけのこと。「つく」には、付随の意味があり「付かぬ事」と書く。「付かぬ事をうかがいますが……」。
⑦A
「辛党」が好きなものは、お酒。お菓子などの甘いものより酒が好き。だから、甘いの反対で辛党。左党ともいう。
⑧D
まさか。万が一にも。「よもや」の後「～ない」など、打ち消しの語を伴って使う。「よもや遅れることはあるまい」。

□に適当な文字を入れて、語源を完成させてください。

①
天王山
豊臣秀吉が□□□□との戦いで、天王山を攻めて勝ち、それが天下を取るきっかけになったことから。
※漢字4文字で

②
おしゃかになる
阿弥陀様の□□をつくるつもりが、間違えてお釈迦様をつくってしまったことから。
※漢字2文字で

③
へそくり
麻からつくった糸をまとめる□□を「へそ」といい、この仕事で貯めたお金を「へそくり金」といった。
※漢字2文字で

④
互角
□の2本の角は、同じ大きさ、同じ長さであることから。
※漢字1文字で

①

明智光秀

京都の「天王山」のふもとで、豊臣秀吉と明智光秀がぶつかったのが山崎の戦い。結果は、天王山を陣地におさめた秀吉が勝利し、このことから天王山が勝敗や運命を表すことばとなった。

②

仏像

ある鋳物職人が阿弥陀像をつくるつもりだったが、鋳型を間違えて釈迦像ができたことからという説がある。また、物事が壊れることを「お陀仏」というため、そこから生まれたとも。

③

糸巻

へそくりの「へそ」は、麻糸を巻きつけた糸巻で、へそくりは「へそくり金」の略。元になったへそくり金が略されて、他の者にわからぬように貯めたお金を表すようになった。

④

牛

「互角」は元々「牛角」と書き、文字通り牛の角のこと。牛の角が左右でほぼ同じ大きさであることから、ほとんど差がないという、今の意味を表すようになった。

□に適当な文字を入れて、語源を完成させてください。

①
板につく

板張りの□□と、稽古を積んだ役者の芝居がぴったりと合っている様子から。

※漢字2文字で

②
修羅場

修羅は、仏法を守る善神・帝釈天が戦う、悪神・□□□の略。その戦いの場を「修羅場《しゅらじょう》」ということから。

※漢字3文字で

③
書き入れ時

お金の出し入れを□□に、次々と書き入れなければならないほど、忙しいというところから。

※漢字2文字で

④
一か八か

博打《ばくち》用語で、漢字の「丁」と「半」の□部分を取ってできたことば。

※漢字1文字で

①

舞台

板は板張りの舞台、つくは合っていることを表している。経験豊富な役者の演技は、舞台にぴったりと調和していることから、仕事や役が合っている様子を表す。

②

阿修羅

帝釈天と阿修羅が戦う場所を、仏教で「修羅場」という。ここから、激しい戦いの場や事件・事故現場など、血なまぐさいことが行われた場所を表すようになった。

③

帳簿

商店などで売れ行きがいい時期は、帳簿にお金の出し入れを書き入れることが多くなる。ここから、忙しく繁盛する時期を表す。「掻き入れ時」と書くのは誤り。

④

上

丁半博打の「丁」と「半」の上部分を取って、運を天に任せてやってみることを表す。また、「一か罰《ばち》か」で、サイコロの目に一が出るか、しくじるかの意からとも。

敬語の問題です。間違いを見つけて、正しく直してください。

①電話の取り次ぎをするとき
○○様と申される方から電話です。

②差し入れのお菓子をみんなで食べるとき
みんなで、お菓子を召し上がりましょう。

③お客様を社内で案内するとき
5階の○○部で伺ってください。

④目上の人と歓談中に……
今年の夏休みはどういたしますか。

⑤社長の外出を、課長に告げるとき
社長は、お出かけになられました。

⑥お客様に食事をすすめるとき
どうぞ、お食事をお召し上がってください。

⑦先輩をお茶に誘うとき
ご一緒に、おコーヒーでもいかがですか。

⑧先輩に出張のことを聞くとき
東京の本社には、いつ参られましたか。

①**○○様とおっしゃる方から電話です。**
「申す」は謙譲語。お客様には尊敬語の「おっしゃる」を使おう。

②**みんなで、お菓子をいただきましょう。**
自分も入っているので、この場合は謙譲語を使う。「食べる」の謙譲語は「いただく」。

③**5階の○○部でお聞きになってください。**
「伺う」は「聞く」の謙譲語。お客様には尊敬語。「お尋ねになってください」でもよい。

④**今年の夏休みはどうなさいますか。**
「いたす」は「する」の謙譲語。尊敬語は「なさる」や「される」だ。「どうされますか」でもよい。

⑤**社長は、お出かけになりました。**
尊敬語の「お～になる」に、尊敬の助動詞「れる」「られる」を使うのは二重敬語。

⑥**どうぞ、食事を召し上がってください。**
2つの「お」は不要だ。「食べる」の尊敬語は「召し上がる」だけでよい。

⑦**ご一緒に、コーヒーでもいかがですか。**
外来語（カタカナことば）には、「お」をつけない。「おビール」「おタバコ」なども×。

⑧**東京の本社には、いついらっしゃいましたか。**
「参る」は「来る」の謙譲語だ。「行く」の尊敬語「いらっしゃる」を使おう。

敬語の問題です。間違いを見つけて、正しく直してください。

①自分の結婚を知らせるとき

結婚させていただきました。

②取引先から、先輩と一緒に帰るとき

そろそろ、お帰りになりませんか。

③目上の人に何かを選んでもらうとき

○と△、どちらにいたしますか。

④目上の方の気遣いに感謝するとき

お気遣いいただき、大変幸甚《こうじん》です。

⑤礼儀が足りない質問をしたいとき

無礼な質問で恐縮ですが……。

⑥力を貸せず、残念な気持ちを伝えるとき

お力添えできず、申し訳ありません。

⑦来客を案内してきたとき

お客様をお連れしました。

⑧お客様のほしい商品が揃ったか聞くとき

ご注文の品は、お揃いになりましたか。

①
結婚いたしました。

相手の許可が必要なら「させていただく」。ただの報告なら「いたしました」でよい。
②
そろそろ、おいとましましょうか。

「帰る」の謙譲表現は「おいとまする」。「しませんか」より「しましょうか」がベター。
③
○と△、どちらになさいますか。
「いたす」は「する」の謙譲語だ。ここは、尊敬語の「なさる」を使おう。
④
お気遣いいただき、誠に幸甚です。

「幸甚」には「非常に～」の意味が含まれる。「大変」でなく「誠に」がよいだろう。
⑤
不躾《ぶしつけ》な質問で恐縮ですが……。

「無礼な質問」には相手に対する思いやりがない。「不躾な」や「厚かましい」がよい。
⑥
お力になれず、申し訳ございません。

「お力添え」は目上の方の行為に対して使う言葉。自分の行為に使ってはいけない。
⑦
お客様をご案内しました。

「連れ」には、仲間を引き連れるという意味があるので、お客様には使わない。
⑧
ご注文の品は、揃っておりますでしょうか。

「お（動詞）になる」は、動作の主体を高める尊敬表現。「ご注文の品」を高めてしまっている。

方言の使い方として正しいものを、A・B・C・Dから選んでください。

① きときと
A 卵が新鮮だ
B 牛乳が新鮮だ
C 野菜が新鮮だ
D 魚が新鮮だ

② がまだす
A 手強い
B がんばる
C 巨大だ
D さすがだ

③ わらはんど
A おとうさん
B 若者たち
C 子どもたち
D おかあさん

④ ばが
A ものもらい
B ばかもの
C 馬の手入れ
D おばあさん

⑤ ほかす
A 捨てる
B 乾かす
C 笑わせる
D 隠す

⑥ ごじゃっぺ
A まじめだ
B いい加減だ
C ていねいだ
D 安心だ

⑦ あば
A おはよう
B こんにちは
C 初めまして
D さようなら

⑧ さばく
A 別れる
B 離れる
C 破る
D 泣く

① D
富山県、石川県の方言で「魚が新鮮だ」という意味。活きのいい魚介類のこと。「こんさかな、きときとや」。
② B
九州地方の方言で「がんばる」という意味。精を出して働くこと。「がまだしよんなはっですか(ご精が出ますね)」。
③ C
青森県の津軽《つがる》地方の方言で「子どもたち」という意味。南部の地方では「わらさど」と言う。
④ A
宮城県の方言で「ものもらい(麦粒腫《ばくりゅうしゅ》)」のこと。この「ものもらい」には、全国にわたって、じつにさまざまな呼び名がある。
⑤ A
近畿地方の方言で「(物を)捨てる」という意味。「もう使わんから、ほかしといて」などと言う。
⑥ B
茨城県、栃木県の方言で「いい加減。でたらめ」という意味。「なに、ごじゃっぺ言ってんだ」などと言う。
⑦ D
岐阜県の方言で「さようなら」という意味。「あばよ」や「あばあば」で、「さようなら。バイバイ」となる。
⑧ C
静岡県の方言で「破る」や「裂く」という意味。「ズボンを引っかけて、さばいちゃった」などと言う。

方言の使い方として正しいものを、A・B・C・Dから選んでください。

① ほうせき
A ゆびわ
B おやつ
C おすし
D おにぎり

② もっこす
A 頑固者
B 優柔不断
C 日和見主義
D お人好し

③ のせる
A 車に乗る
B 盛り上げる
C 傘に入れる
D 持ち上げる

④ かばちたれ
A キザ
B 理屈言い
C わがまま
D 乱暴者

⑤ ちゃがまる
A いやになる
B 楽になる
C お茶にする
D だめになる

⑥ せからしか
A やかましい
B せわしない
C 急いでくれ
D 落ちついて

⑦ くわっちさびーたん
A いただきます
B おなかがいっぱい
C ごちそうさま
D おなかがすいた

⑧ おもさげねえ
A もう許さない
B 仕様がないなぁ
C 我慢してくれ
D 申し訳ない

①
B
奈良県の方言で「おやつ」という意味。お菓子全般をさす。「ほうせき、よばれた（おやつをいただいた）」などと言う。
②
A
熊本県の方言で「頑固者」のこと。一度決めたら梃子《てこ》でも動かない。そんな熊本県人の気質を「肥後《ひご》もっこす」と言う。
③
C
岡山県、香川県の方言で「傘に入れる」という意味。「すまんけど、傘にのせて」などと言う。
④
B
広島県の方言で「理屈言い。文句言い」のこと。「このかばちたれが！（この文句言いが！）」となる。
⑤
D
高知県の方言で「だめになる。壊れる」という意味。「茶碗がちゃがまった（茶碗が壊れた）」となる。早口ことばではない。
⑥
A
九州地方で使われる方言で「やかましい。うっとうしい」という意味。「ほんなこと、せからしか（本当にやかましい）」など。
⑦
C
沖縄県の方言で「ごちそうさま」のこと。「くわっちー」は「ごちそう」をさす。「いただきます」の場合は「くわっちーさびら」と言う。
⑧
D
岩手県の方言で「申し訳ない」という意味。「おもさげながんす」は、より丁寧で「本当に申し訳ない」ということ。

ことばの使い分けの問題です。□に当てはまる漢字を入れてください。

①レッセイ
自国軍の□□が本部に伝わった。

②ソウケン
国民の期待を□□に担う。

③ショウキャク
莫大《ばくだい》な借入金を□□する。

④アタタかい
彼の□かい人柄に癒やされた。

⑤サす
もらった花を、花瓶に□した。

⑥アイショウ
誰からも□□で呼ばれる先輩。

⑦イサイ
現代芸術で□□を放つ人物。

⑧カサク
□□が揃った、今年の文学賞。

① **劣勢**
「劣勢」は、勢力が劣っていて、形勢が不利なこと。「劣性」は、両親が持っているが、一代目の子どもに発現しないほうの形質や遺伝子。

② **双肩**
「双肩」は、左右両方の肩のこと。責任や義務を負う者のたとえ。「壮健」は、健康で元気なこと。そのさま。「ご壮健で何より」。

③ **償却**
「償却」は、借金などをすっかり全部返すこと。また、減価償却の略。「焼却」は、焼き捨てること。「ごみを焼却処分する」。

④ **温かい**
「温かい」は、熱くも冷たくもなく程よい状態。思いやりがある。「暖かい」は、暑くも寒くもなく程よい気温。お金が十分ある。

⑤ **挿す**
「挿す」は、細長い物を別の物に突き入れること。「指す」は、指などを使って方向を示す。指名する。密告する。将棋をするなど。

⑥ **愛称**
「愛称」は、親しみを込めた呼び名。ニックネーム。「相性」は、性格や調子が相手と合うかどうか。「部下との相性が悪い」。

⑦ **異彩**
「異彩」は、普通とは異なって、ひときわ優れて目立つ様子。「異才」は、普通とは異なる、人並み外れた才能。また、その才能の持ち主。

⑧ **佳作**
「佳作」は、文学・芸術などで優れた作品のこと。「寡作」は、芸術家が自分の作品を少ししか作らないこと。「寡作な画家」。

ことばの使い分けの問題です。□に当てはまる漢字を入れてください。

① イコウ
親の□□を笠に着る。

② カイホウ
酔っぱらいの□□をした。

③ カンキ
人々の注意を□□する。

④ ヨむ
出会いと別れを歌に□む。

⑤ ツく
寺で、除夜の鐘を□く。

⑥ ケンジ
彼の自己□□欲は凄まじい。

⑦ キョウジュ
十分な利益を□□する。

⑧ シンソウ
彼女は、□□のご令嬢だ。

① **威光**
「威光」は、人を服従させるような力や威厳のこと。「意向」は、どうしたいのか、どうするのかという考え。「意向を確かめる」。
② **介抱**
「介抱」は、病人などの世話をすること。保護のこと。「快方」は、病気や怪我がだんだんよくなること。「病状が快方に向かう」。
③ **喚起**
「喚起」は、注意や良心などを呼び起こすこと。「換気」は、汚れた空気を外のきれいな空気と入れかえること。「部屋の換気」。
④ **詠む**
「詠む」は、詩や和歌などを作る。また、詩歌を吟詠《ぎんえい》すること。「読む」は、文章を声に出して言うこと。「本を読んで聞かせる」。
⑤ **撞く**
「撞く」は、鐘を棒などで打って音を出すこと。「突く」を使うことも。「搗く」は、杵や棒などで穀物などを打って押しつぶすこと。「餅を搗く」。
⑥ **顕示**
「顕示」は、それと分かるよう、はっきりと示すこと。「堅持」は、考えや態度などをかたく守り譲らないこと。「自説を堅持」。
⑦ **享受**
「享受」は、受け入れて自分のものとすること。自分のものとして楽しむこと。「教授」は、学問や技術などを教え授けること。
⑧ **深窓**
「深窓」は、家の奥深くの窓の意味で、世俗から離れた上流階級の環境のこと。「深層」は、隠された深い層のこと。「深層心理」。

ことばの使い方として正しいものを、Ａ・Ｂから選んでください。

①
A　貧すれば貪《どん》する
B　貧すれば鈍《どん》する

②
A　玉石混淆《こんこう》
B　玉石混合

③
A　楔《くさび》を打ち込む
B　楔を打つ

④
A　姿をくらました
B　姿をくらませた

⑤
A　一目《ひとめ》と見られない
B　二目《ふため》と見られない

⑥
A　雲をつく
B　雲をつつく

⑦
A　後《あと》へも先へも引けぬ
B　後へも先へも行かぬ

⑧
A　どさくさにまみれる
B　どさくさにまぎれる

① **B　貧すれば鈍する**

貧乏になると、生活苦から頭の働きまでもが愚鈍になるということ。漢字間違いに注意。

② **A　玉石混淆**

良いものと悪いもの、また、優れたものと劣ったものが入り混じっていること。誤字に注意。

③ **A　楔を打ち込む**

親しい間柄に邪魔を入れること。また、敵陣に攻め込み、その勢力を二分すること。

④ **A　姿をくらました**

「くらます」は居場所を分からなくすること。五段活用をするので「くらませた」は誤り。

⑤ **B　二目と見られない**

あまりに不快で二度と見る気にならないこと。「二目」とは二度見ることという意味。

⑥ **A　雲をつく**

背が非常に高いことのたとえ。「〜をつつく」は誤り。漢字では「雲を衝く」と書く。

⑦ **B　後へも先へも行かぬ**

どうすることもできない、途方に暮れるという意味。「二進《にっち》も三進《さっち》も行かぬ」とも。

⑧ **B　どさくさにまぎれる**

「どさくさ」とは突然の出来事に混乱している状態のこと。まみれるものではないので注意。

ことばの使い方として正しいものを、A・Bから選んでください。

①
A　はなもひっかけない
B　はなにもかけない

②
A　頭をかしげる
B　首をかしげる

③
A　めじりを決する
B　まなじりを決する

④
A　真綿で首をしめる
B　綿で首をしめる

⑤
A　身につままれる
B　身につまされる

⑥
A　照準を合わせる
B　照準を当てる

⑦
A　夜を日に継ぐ
B　日を夜に継ぐ

⑧
A　かんはつをいれず
B　かんぱついれず

①
A　はなもひっかけない
無視すること。「はな」は鼻水のことで、鼻水を引っ掛けることすら嫌だという意味。

③
B　まなじりを決する
目を大きく見開くこと。「眦《まなじり》」は目尻という意味だが「目尻を〜」は誤り。

⑤
B　身につまされる
他人の不幸などが、自分の境遇・立場と思い合わさって他人事《ひとごと》でないと感じること。

⑦
A　夜を日に継ぐ
昼も夜も休まないで働くこと。「夜を昼になす」とも言う。覚え間違いに注意しよう！

②
B　首をかしげる
不審に思うこと。「首（頭）をひねる」など、首と頭両方使える表現もあるが今回は不可。

④
A　真綿で首をしめる
真綿の繊維は細く柔らかいが切れにくいことから、遠まわしにじわじわと痛めつけること。

⑥
A　照準を合わせる
「照準」は狙いを定めるという意味。「当てる」のは狙いを正しく合わせてから。

⑧
A　かんはつをいれず
間に髪の毛1本も入る余地がないほど即座に、という意味。「間、髪をいれず」と区切って読む。

ことばの意味として正しいものを、A・Bから選んでください。

①
ノーマライゼーション

A　大きな団体の活動において、会議などが滞らないよう全体を統率する技術のこと。

B　社会福祉において最も重要な、障害のある人も普通に生活できるようにする考え方。

②
ユニバーサルサービス

A　ある特定の考え方を周りに普及させるために行う、政治的意思のある宣伝。

B　社会全体で統一され、全国どこにいても一律に受けられる公共的なサービス。

③
イノベーション

A　既存のものに手を加え、現在の状態よりも良くすること。大規模な改修。

B　産業発展につなげるため、今までにないものを取り入れた、新しい技術革新。

④
インターンシップ

A　学生が企業などで仕事を体験しながら研修すること。主に、夏から冬に行われる。

B　他社の有能な人材を、より有利な条件でスカウトし、自社に引き入れること。

①

B

高齢者や障害者、健常者すべてが同じように生活するための援助をしようという考え方。ノーマライゼーション実現の方法の一つに「バリアフリー（障壁の除去）」がある。Aは「ファシリテーション」で、会議やプロジェクトの成果が上がるように支援すること。

②

B

社会福祉だけでなく、水道やガス、通信、介護、郵便などにおいても、所得や環境に関係なく、すべての人にサービスが均一に提供されるものであるという考え方。Aは「プロパガンダ」で、特定の考えを強調するための宣伝のこと。とくに、ある政治的意図を強調するためのもの。

③

B

ビジネス現場で多く使われる、新しい切り口で物事を考え、実行したうえで起こす技術革新や革命のこと。Aは「リノベーション」の説明。既存のものの一部を利用したり、創造的に壊したりして、新しい価値を構築すること。とくに、建築物などに使われることが多い。

④

A

インターンシップは、就職活動前の学生たちが一定期間、企業などで就業体験をすること。学生が自身で職の適性を見極めることや、経験を積むことを主な目的とする。Bは「ヘッドハンティング」。近年では、先端技術産業分野におけるヘッドハンティングが注目されている。

ことばの意味として正しいものを、A・Bから選んでください。

① スケールメリット

A　規模を大きくすることで得られる効果の総称。規模効果。

B　２つ以上の企業や事柄が合わさることにより、単独で得られる以上の結果を出すこと。

② インセンティブ

A　ある事柄を阻害するような動機や外的要因。主に働く意欲を阻害する刺激。

B　物事に取り組む意欲を、報酬によって引き出す働き。誘因。

③ エンフォースメント

A　法律や著作権などを実際に守らせるようにすること。実効性を確保すること。

B　元からあるものに加工をし、効果を出すこと。主に画像や音声に使われる。

④ モラルハザード

A　ことばや態度により、相手に精神的苦痛を与えてしまうこと。嫌がらせ。

B　倫理観や道徳的節度がなくなり、社会的な責任や倫理性が欠けた状態。

①

A

知名度の向上による宣伝費の削減や、販売エリアの拡大による売り上げの上昇などが主な例として挙げられる。Bは、「シナジー効果」。相乗効果のこと。お互いに独立したもの同士が組み合わさることによって、1＋1が2以上のより大きな効果を生み出すことをさすことば。

②

B

報酬やボーナスなど、組織や企業、人が行動するための動機づけを意味する。「インセンティブ制度」という、成果に応じて報酬が上がる出来高制度を導入している企業もある。Aは「ディスインセンティブ」で、インセンティブの反対語。

③

A

主に法律や規則などの執行や実施、強制を意味するが、法を犯したものに対して罰則を与える場合にも用いることがある。Bは、「エフェクト」。主に舞台や映画、放送などで、映像や音声の加工に用いられる特殊効果のこと。

④

B

道徳的危険、規律の喪失を意味する。損害保険の用語として使われ、保険加入者が果たすべき注意をせずに、人為的に事故を起こしてしまうような危険をさす。Aは「ハラスメント」。代表的なものに、セクシュアルハラスメント、パワーハラスメントなどがある。

第5章

日本語エキスパート／難問編

全88問

第5章は難問編です。さらりと解けたあなたは、日本語エキスパート。ことばの達人といっていいでしょう。ここでは、ことばの意味と正しい使い方を問うものに限定しています。できなかった方も、解説を繰り返し読んで、日本語使いの達人を目指してください。

日本語実力レベル診断

何問正解できたか採点して、自分の実力をチェックしてみましょう。

75問正解：博士レベル

60問正解：秀才レベル

40問正解：一般人レベル

意味に合うことばとして正しいものを、A・Bから選んでください。

①
A　おかき　B　せんべい
ご飯と同じ、うるち米が原材料に使われている。

②
A　引き際　B　潮時
それまでの地位や立場から退くタイミング。また、その時の身の処し方。

③
A　首都圏　B　関東地方
東京を中心にした、半径１５０キロの区域をさす。

④
A　パスタ　B　スパゲティ
イタリアが本場の、小麦粉で作った麺類の一つ。細いひも状のものをさす。

⑤
A　から揚げ　B　竜田揚げ
肉や魚などの食材に、醤油やみりんなどで下味をつけ、かたくり粉をまぶして揚げたもの。

⑥
A　理容師　B　美容師
整髪や顔剃りなど、美容を専門にする技術者のこと。都道府県知事の免許がいる。

⑦
A　大学　B　大学校
文部科学省が管轄している、教育や学術研究を目的とした高等教育機関。

⑧
A　代議士　B　国会議員
国会を構成する議員。衆議院議員、参議院議員のこと。

①
B　せんべい

「おかき」は、お餅と同じく、もち米が原材料に使われている。一般に、「おかき」の小さいものを「あられ」と呼んでいる。

②
A　引き際

「潮時」は、物事を始めたり終えたりするのに、一番いい時期のこと。仕事をやめるときにも使うが、あくまでも好機を表す言葉。

③
A　首都圏

「関東地方」は、1都6県（東京、神奈川、千葉、埼玉、茨城、群馬、栃木）のことで、「首都圏」は、ここに山梨県を加える。

④
B　スパゲティ

「パスタ」は、小麦粉から作るイタリアの麺類の総称。スパゲティも、マカロニ、ラビオリ、フェットチーネもパスタの一種類。

⑤
B　竜田揚げ

「から揚げ」は、材料に野菜も使われるのが特徴。「竜田揚げ」は、濃い色に仕上がるため、奈良の紅葉の名所「竜田川」にちなんだ名になった。

⑥
A　理容師

「美容師」も「理容師」と同じく、都道府県知事の免許が必要で、人を美しくする技術を施すが、顔剃りは認められていない。

⑦
A　大学

「大学」は、学校教育法に基づいた教育の最高機関。「大学校」は、省庁などの行政機関が設置した教育訓練施設のこと。防衛大学校など。

⑧
B　国会議員

「代議士」は、衆議院議員の俗称。戦前の衆議院と貴族院の二院制では、衆議院議員だけが、直接選挙で国民から選ばれたから。

意味に合うことばとして正しいものを、Ａ・Ｂから選んでください。

①
Ａ　二期作　Ｂ　二毛作
1年の間に、異なる2つの作物を一度ずつ、同じ田畑に栽培して収穫すること。

②
Ａ　硬水　Ｂ　軟水
カルシウムやマグネシウムなど、ミネラル類の含有量が少ない水。

③
Ａ　実もたわわに　Ｂ　枝もたわわに
実がたくさんなっていて、重みを受けてたわんでいる状態のこと。

④
Ａ　傷害罪　Ｂ　暴行罪
殴る、蹴るなど、他人に対する身体的暴力や、相手を威圧する行為のこと。

⑤
Ａ　サイダー　Ｂ　ソーダ
炭酸水に香料や砂糖などを加えた清涼飲料。元々は、リンゴ酒を意味するフランス語。

⑥
Ａ　庭先　Ｂ　縁先
縁側の庭寄りのはしっこ。

⑦
Ａ　霧　Ｂ　靄《もや》
大気中の水蒸気が、微小な水滴となって浮遊すること。視程は1キロ未満。

⑧
Ａ　ビュッフェ　Ｂ　バイキング
立食形式の食事のこと。元はフランス語。

①B 二毛作

「二期作」は、1年の間に、同じ田畑に同じ作物を2回、栽培して収穫すること。使い間違いに注意。

②B 軟水

「硬水」は、ミネラル類の含有量が多く、硬度20度以上の水。アメリカやヨーロッパに多い。日本は、ほとんどが軟水。

③B 枝もたわわに

たわわとは、果実が豊富に実っているさまを表す。なので、「実もたわわに」とはいわず、「枝もたわわに実る」と用いるのが正解。

④B 暴行罪

「傷害罪」は、他人に対して暴行をふるい、けがをさせる、ノイローゼになるなどの「傷害」をおこした場合をいう。

⑤A サイダー

「ソーダ」は、炭酸ガスを含む水のこと。炭酸水全般をさすので、「サイダー」も「ソーダ」に含まれる。

⑥B 縁先

「庭先」は、縁側に近い庭のこと。「庭先」「縁先」の「先」はそれぞれの端を表現している。

⑦A 霧

「霧」も「靄」も、現象としては同じ。気象用語では、視程1キロ未満を「霧」、視程1キロ以上10キロ未満を「靄」と呼ぶ。

⑧A ビュッフェ

「バイキング」は、たくさんの料理を各自が好きなだけ取り分けて食べる形式のこと。一定の料金で食べ放題。日本で命名された。

意味に合うことばとして正しいものを、A・Bから選んでください。

①
A　林　B　森
たくさんの樹木が集まって生えているところ。
②
A　自首　B　出頭
警察が、犯罪やその犯人を認識しているときに、名乗り出て警察へ行くこと。
③
A　電柱　B　電信柱
電力会社が、家庭や工場などに電気を送るために道路上に立てた柱。
④
A　プレミア　B　プレミアム
おまけ、付加価値といった意味合いに使う。
⑤
A　耳を覆う　B　耳を背ける
自分にとって不利益になるような話を聞かないようにすること。
⑥
A　くみやすし　B　くみしやすし
勝負事などで相手として扱いやすいこと。だましやすいこと。
⑦
A　おざなり　B　なおざり
相手にあまり注意を払わずに放置し、いい加減にするさま。
⑧
A　使う　B　遣う
物や人を、何かのために役立てること。主に、動詞で使用する。

①
A　林
「森」は「盛り」からできた言葉で、木が鬱蒼《うっそう》と盛り上がっているさま。「林」は同じような樹木が集まっている場所を表す。
②
B　出頭
「自首」は、まだ犯人が特定されていないときに、警察へ行った場合に限る。「自首」は減刑事由になるが、「出頭」はその対象外。
③
A　電柱
「電柱」の正式名称は「電力柱」。「電信柱」は、通信会社が、電話回線・光ケーブルなどを届けるためのもの。
④
B　プレミアム
「プレミアムがつく」などと使う。「プレミア」は、「最初の～」「主要な～」という意味。サッカーの「プレミアリーグ」など。
⑤
A　耳を覆う
「背ける」は、見ていられず目線をそらしたり、現実逃避するときに使う、「目を背ける」という使い方が正しい。
⑥
B　くみしやすし
「与し易し」と書き、「与し易い相手」などと用いる。「与し」の元の形は「与する」。「し」を抜かさないようにする。
⑦
B　なおざり
「おざなり」も、いい加減なのは同じだが、その場しのぎという意味を持つ。「なおざり」は放置するなど、対処の仕方そのものがいい加減。
⑧
A　使う
「遣う」は、「心遣い、金遣い、上目遣い」など、主に名詞形で使用する。「気を使う」と「気遣い」の違いがわかりやすい。

ことばの意味として正しいものを、A・B・C・Dから選んでください。

①　おいそれと

A　大急ぎで応じる様子
B　いやいや応じる様子
C　気安く応じる様子
D　いそいそと応じる様子

②　小春日和《こはるびより》

A　春先の穏やかで暖かい晴天
B　夏の終わりの涼しい晴天
C　晩秋から初冬の暖かい晴天
D　真冬の最中の穏やかな晴天

③　三《み》つ巴《どもえ》

A　力が同等の三者が対立する
B　三者三様に違うこと
C　三者が互いに身動きできない
D　三者が互いに協力する

④　慇懃《いんぎん》

A　とても無礼な様子
B　礼儀正しくて丁寧
C　とても仲が良い
D　心に悪意を持つ

⑤　浮足立つ

A　ひどく興奮する
B　やたらと怒りっぽい
C　喜んでウキウキする
D　不安で逃げ腰になる

⑥　一介《いっかい》

A　ひときわ優れている
B　取るに足りない一人
C　多くの中の一人
D　一人一人、別々に

⑦　にべもない

A　たわいがない
B　愛情がない
C　愛想がない
D　仕方がない

⑧　けんもほろろ

A　あっという間に
B　頼みを冷たく断るさま
C　戦いに挑む
D　ぼろぼろに負ける

①
C
簡単に、気軽にという意味。「〜ない」とセットで使って否定形に。「おいそれと○○できるものではない」となる。

②
C
現在の11月から12月にかけて、春の陽気に似た穏やかな晴天の日のこと。ぽかぽかと暖かい日射しがうれしい日ですね。

③
A
互いの力が均衡を保っている場合に使われる。互いが牽制《けんせい》し合って動けない場合は、「三すくみ」の状態となる。

④
B
礼儀正しく丁寧なことを意味するのだが、「慇懃無礼」を想起させるのか、無礼なイメージがある。使い方に気をつけよう。

⑤
D
不安で逃げ腰になるという意味。ウキウキするとか喜ぶという意味は一切ない。間違って使わないようにしよう。

⑥
B
ごくわずかなものという意味。転じて、取るに足りないもの。「一介のサラリーマンに過ぎない」のように使う。

⑦
C
愛想がないこと。「にべ」という魚の浮袋は粘着性が強い。それが「〜もない」で人間関係がそっけないというようになった。

⑧
B
「けん」も「ほろろ」も雉《きじ》の鳴き声のこと。この鳴き声が無愛想に聞こえるので、頼みごとを冷たく断るさまをいうようになった。

ことばの意味として正しいものを、A・B・C・Dから選んでください。

①　未明

A　早朝
B　夜が明け切らない時分
C　日の出が始まるころ
D　午前０時

②　もっけの幸い

A　金もうけができる喜び
B　ただ黙って幸運を待つ
C　思いがけない幸運
D　束の間の幸運

③　かねがね

A　前々から
B　突然ですが
C　～を兼ねる
D　近いうちに

④　如才《じょさい》ない

A　気が利かず、間が抜けている
B　気配りができない
C　気が利いて、ぬかりがない
D　気持ちが大きい

⑤　あっけらかん

A　明るくて陽気だ
B　ぽかんとしている
C　あっかんべえをする
D　いつもおだやかだ

⑥　砂をかむよう

A　食感が悪い
B　後悔している
C　本当に悔しい
D　まったく味気ない

⑦　まんまと

A　うまく
B　とうとう
C　ついに
D　ようやく

⑧　いぎたない

A　食い意地が張っている
B　眠りをむさぼっている
C　部屋が散らかっている
D　洋服がボロボロだ

①B
「未《いま》だ明けていない」ので、明け切らない時分が正しい。ちなみに、気象庁では午前0時から3時ごろまでをいう。

②C
思いがけない幸運のこと。「もっけ」は物怪《もののけ》、つまり妖怪のことで、「非日常の出現＝意外なこと」の意味で使われた。

③A
前々から、かねて、という意味。漢字では「予予」と書く。「お噂はかねがねうかがっております」のように使う。

④C
気が利いて、ぬかりがないこと。「如才」は手抜かりがあることで、その否定形となる。「如才ない」は良い意味に使われる。

⑤B
あきれてぽかんとしていること。口がぽかんと開いて、ぼんやりしているさまをいう。明るい、陽気という意味はない。

⑥D
味気なくて、つまらないこと。無味乾燥なさまを表す。後悔するのは「臍《ほぞ》をかむ」。悔しいのは「唇をかむ」ですね。

⑦A
うまく、首尾よくという意味。都合よく事が成し遂げられること。「うまうま」から転じたことば。「まんまとだまされる」など。

⑧B
いつまでも眠っていることで、漢字では「寝穢（汚）い」と書く。似たことば「意地汚い」は、食い意地が張っていること。

ことばの意味として正しいものを、A・B・C・Dから選んでください。

①遺憾《いかん》に思う
A　ごめんなさい
B　反省しています
C　もうしません
D　残念です

②体《てい》たらく
A　ありさま
B　だらしない
C　太りすぎだ
D　みっともない

③節操がない
A　浮気っぽい
B　教養が足りない
C　信念がない
D　芯が通っている

④少なからず
A　ほんの少し
B　たくさん
C　多いとは言えない
D　少ないけれど

⑤うそぶく
A　とぼける
B　嘘をつく
C　大きな声を出す
D　小さな声でささやく

⑥喫緊《きっきん》
A　一服してひと休み
B　余裕があること
C　差しせまって重要なこと
D　緊張している状態

⑦ともすると
A　絶対にそうなる
B　場合によっては
C　たまたま
D　いやいやながら

⑧杞憂《きゆう》
A　怪しいと思うこと
B　気にかかること
C　無用な心配
D　心配で仕方ない

① D
思い通りにならないで残念という意味。この言葉自体には「詫びる」意味はまったくないので、謝罪の際には注意して使おう。

② A
ありさま、様子のこと。好ましくない状態を表すのに「この体たらくだ」などと言うが、ことばそのものに悪い意味はない。

③ C
信念がない、主義主張がないということ。個人差があるだろうが、浮気っぽいことと直接関係はない。

④ B
少しではなく、かなりたくさんあるという意味。普通、「少ないと思っているかもしれないが、意外と多い」場合に使う。

⑤ A
とぼけて、知らんぷりをすること。また、大きいことを言うときにも使う。「嘘」の意味はない。漢字では「嘯く」と書く。

⑥ C
「喫」には、「身に受ける」という意味がある。「緊」は「差しせまっている」こと。重要なことが起きるので、急ぎ対処する必要があるという意味。

⑦ B
なりゆきにまかせておくと、そうなりがちだということ。「ともすれば」とも。「ともすると初心を忘れそうになる」などと使う。

⑧ C
昔の中国、「杞《き》」の国の人が、「もし天が落ちてきたらどうしよう」と寝食もとらずに心配したことから。無用な心配のこと。

ことばの使い方として正しいものを、A・Bから選んでください。

①
A　弓を引く
B　弓矢を引く

②
A　印籠《いんろう》を渡す
B　引導《いんどう》を渡す

③
A　人影がまばら
B　人波がまばら

④
A　苦ともしない
B　苦にしない

⑤
A　笑顔がこぼれる
B　笑みがこぼれる

⑥
A　袖振り合うも多少の縁
B　袖振り合うも多生《たしょう》の縁

⑦
A　鎬《しのぎ》を削る
B　凌《しの》ぎを削る

⑧
A　過去の過《あやま》ち
B　過去の誤ち

①
A　弓を引く
反抗する、敵対すること。「弓矢を〜」とするのは誤りなので注意。

②
B　引導を渡す
死者が悟りを開くよう、僧侶が説き聞かせること。転じて、相手に教え諭すように言うこと。

③
A　人影がまばら
人の姿があまり見えないさま。「人波」は、大勢の人が押し合う波のような動きのこと。

④
B　苦にしない
苦しいと思わないこと。「苦にする」の否定形。「苦にもしない」は「ものともしない」との混同。

⑤
B　笑みがこぼれる
顔をほころばせ、思わず笑ってしまうこと。Aは「こぼれんばかりの笑顔」との混同で誤用。

⑥
B　袖振り合うも多生の縁
道を行く時に袖が振れ合う程度の出会いでも、前世からの深い縁で起こるのだということ。

⑦
A　鎬を削る
互いの刀の「鎬」を削り合うような激しい斬り合いをすること、転じて激しく争うこと。

⑧
A　過去の過ち
「過つ」とは物事をやりそこなうこと。「〜の誤ち」は誤字なので注意。

ことばの使い方として正しいものを、A・Bから選んでください。

①
A　公算は低い
B　公算は小さい

②
A　目に物見せる
B　目に物言わす

③
A　ひと役買う
B　ひと役担う

④
A　笠にかかる
B　嵩《かさ》にかかる

⑤
A　金にまかして
B　金にあかして

⑥
A　下手な考え休むに似たり
B　下手の考え休むに似たり

⑦
A　薄紙を剥《は》ぐように
B　薄皮を剥ぐように

⑧
A　御託《ごたく》を並べる
B　御託を述べる

①
B　公算は小さい
公算は物事が将来起こる見込み。数字ではっきり表せないものなので「大きい」「小さい」が適切。

②
A　目に物見せる
思い知らせること、ひどい目に遭わせること。「目に物言わす」は「金に物を言わす」との混同。

③
A　ひと役買う
自分からある役割を進んで引き受けること。「〜担う」は「一翼を担う」との混同で誤り。

④
B　嵩にかかる
優勢に乗じて威圧的な態度に出ること。「笠に〜」は「笠に着る」との混同で間違い。

⑤
B　金にあかして
金銭を惜しみなく使うこと。「飽かす」とはあり余るものをふんだんに使うという意味。

⑥
B　下手の考え休むに似たり
よい考えも浮かばないのに長く考え込むのは無駄で、休んでいるのと同じことという意味。

⑦
A　薄紙を剥ぐように
病状が日ごとに、少しずつ快方に向かっていく様子。皮膚の薄皮は剥がすと痛い。

⑧
A　御託を並べる
「御託」（＝神のお告げ）を告げるように、もったいぶって偉そうに話すこと。

ことばの使い方として正しいものを、A・Bから選んでください。

①
A　怪我を負う
B　怪我をする

②
A　采配《さいはい》をふるう
B　采配をふる

③
A　わき目も振らず
B　わき目も触れず

④
A　噛んで含むように
B　噛んで含めるように

⑤
A　風の噂
B　風の便り

⑥
A　しかつめらしい顔
B　しかめつらしい顔

⑦
A　脚光を浴びる
B　脚光を集める

⑧
A　極めつき
B　極めつけ

①
B　怪我をする
「怪我」一語で体に傷を負うという意味があるため、「～を負う」だと重複表現となる。

②
B　采配をふる
先頭に立って指揮をすること。「～をふるう」は本来の用法ではないので注意しよう。

③
A　わき目も振らず
周りを気にせず、一つのことに熱心に取り組む様子。「～も触れず」は誤りなので注意しよう。

④
B　噛んで含めるように
よく理解できるよう丁寧に。「含める」には言い聞かせて理解させるという意味がある。

⑤
B　風の便り
どこからきたともわからない噂という意味。「風の噂」と誤用する人も多いので注意。

⑥
A　しかつめらしい顔
「鹿爪らしい」は、堅苦しくまじめくさったという意味。言い間違いに注意。

⑦
A　脚光を浴びる
世間の人々から注目されること。「～を集める」は「注目を集める」との混同で誤り。

⑧
A　極めつき
優れたものとして定評のあること。「極め」は「鑑定（書）」という意味。

ことばの使い方として正しいものを、A・Bから選んでください。

①
A　そうは問屋が卸《おろ》さない
B　そうは問屋が許さない

②
A　大向こうを唸《うな》らせる
B　向こうを唸らせる

③
A　胸をなでおろす
B　肩をなでおろす

④
A　いやがうえにも
B　いやがおうにも

⑤
A　触手を伸ばす
B　食指を伸ばす

⑥
A　絶え間ぬ努力
B　弛《たゆ》まぬ努力

⑦
A　雪辱を晴らす
B　雪辱を果たす

⑧
A　腹に据えかねる
B　肝に据えかねる

①
A　そうは問屋が卸さない
勝手な要求を出しても相手は思い通りに動いてくれないものだということ。言い間違いに注意。

②
A　大向こうを唸らせる
優れた技巧で人々の人気を博すること。「大向こう」は舞台から見て正面後方にある観客席。

③
A　胸をなでおろす
心配事が解消して安心すること。「肩の～」は「肩の荷がおりる」との混同で誤り。

④
A　いやがうえにも
いよいよ、ますますの意味。「いやがおうにも」は「いやがおうでも」との混同で誤り。

⑤
A　触手を伸ばす
欲しいものを得ようとして行動に移すこと。「食指を～」は「食指が動く」との混同で誤り。

⑥
B　弛まぬ努力
「弛まぬ」は着実な、という意味。絶え間ないは「絶え間ぬ」という表現で使えないので注意。

⑦
B　雪辱を果たす
以前負けた相手に勝つこと。「～を晴らす」は「屈辱を晴らす」との混同で誤り。

⑧
A　腹に据えかねる
我慢できない思いという意味。「肝に～」は「肝を据える」との混同で誤り。

ことばの使い方として正しいものを、A・Bから選んでください。

①
A　ひた隠す
B　ひた隠しにする

②
A　実入りのいい仕事
B　身入りのいい仕事

③
A　いさぎがよい
B　いさぎよい

④
A　息咳《せき》きって
B　息急《せ》ききって

⑤
A　首を縦に振る
B　首を縦にする

⑥
A　ありえる話だ
B　ありうる話だ

⑦
A　犠牲になる
B　犠牲をこうむる

⑧
A　三日にあげず
B　三日とあげず

①
B　ひた隠しにする

ひたすらに隠すこと。「ひた隠し」で一つの名詞なので、「隠し」だけを活用するのは間違い。

②
A　実入りのいい仕事

「実入り」は「利益」「収入」という意味。漢字の間違いに気をつけよう。

③
B　いさぎよい

思い切りが良いこと。いさぎよいは「潔い」で一語。間に「が」を入れることはできない。

④
B　息急きって

はあはあと息をつくくらい、非常に急いで行動すること。「息咳きって」は誤りなので注意。

⑤
A　首を縦に振る

首を上下に振って賛同すること。「〜にする」は誤りなので注意しよう。

⑥
B　ありうる話だ

起こる可能性が十分あるということ。古語の下二段活用動詞「ありう」が元になっている。

⑦
A　犠牲になる

「犠牲」とはある目的のため、損失を厭《いと》わずに大切なものを捧げること。被《こうむ》るものではない。

⑧
A　三日にあげず

間を置かない様子。「三日」は短い間隔のたとえ。「〜とあげず」は誤用なので注意。

●参考文献

『広辞苑 第七版』岩波書店／『大辞林 第三版』三省堂／『新明解四字熟語辞典 第二版』三省堂／『新明解故事ことわざ辞典 第二版』三省堂／『岩波 ことわざ辞典』岩波書店／『日本語源大辞典』小学館

編著　朝日脳活ブックス編集部

【スタッフ】
編集協力　楠本和子、坂巻文香（オフィス303）
カバーデザイン　VACクリエイティブ
本文デザイン　松川ゆかり
イラスト　江口修平
校正　若井田恵利

朝日脳活《あさひのうかつ》ブックス
思《おも》いだしトレーニング　おとなの語彙力《ごいりょく》

発行者　今田 俊
発行所　朝日新聞出版
〒104-8011　東京都中央区築地5-3-2
電話　(03)5541-8996（編集）
(03)5540-7793（販売）
印刷所　中央精版印刷株式会社

Published in Japan by Asahi Shimbun Publications Inc.
ISBN978-4-02-333260-7

定価はカバーに表示してあります。
落丁・乱丁の場合は弊社業務部（電話03-5540-7800）へご連絡ください。
送料弊社負担にてお取り替えいたします。